国家癌症中心肿瘤专家答疑丛书

肺癌

患者护理与家庭照顾

董碧莎◎丛书主编

于媛◎主编

中国协和医科大学出版社

图书在版编目（CIP）数据

肺癌患者护理与家庭照顾／于媛主编. —北京：中国协和医科大学出版社，
2016.6
（国家癌症中心肿瘤专家答疑丛书）
ISBN 978-7-5679-0532-0

Ⅰ. ①肺…　Ⅱ. ①于…　Ⅲ. ①肺癌-护理　Ⅳ. ①R473.73

中国版本图书馆 CIP 数据核字（2016）第 066840 号

国家癌症中心肿瘤专家答疑丛书

肺癌患者护理与家庭照顾

主　　编：于　媛
责任编辑：林　娜

出版发行：中国协和医科大学出版社
（北京市东城区东单三条 9 号　邮编 100730　电话 010-65260431）
网　　址：www. pumcp. com
经　　销：新华书店总店北京发行所
印　　刷：涿州市汇美亿浓印刷有限公司

开　　本：710×1000　　1/16 开
印　　张：11.75
字　　数：110 千字
版　　次：2016 年 12 月第 1 版
印　　次：2022 年 1 月第 7 次印刷
定　　价：49.00 元

ISBN 978-7-5679-0532-0

国家癌症中心肿瘤专家答疑丛书

编 辑 委 员 会

顾　　问：

陆士新　　孙　燕　　程书钧　　詹启敏　　赫　捷
林东昕　　殷蔚伯　　余子豪　　唐平章　　赵　平
王明荣　　王绿化　　程贵余　　周纯武　　乔友林
孙克林　　吕　宁　　李　槐　　李长岭　　齐　军
徐震纲　　孙　莉　　吴　宁　　吴健雄　　李晔雄
王贵齐

丛 书 主 编：
董碧莎

丛书副主编：
徐　波　　王　艾　　马建辉　　王子平　　于　雷

分 册 主 编（按姓氏笔画排序）：
于　媛　　王仲照　　王　凯　　王晓雷　　吕春梅
寿建忠　　苏伟才　　郑朝旭　　聂红霞　　黄进丰

策 划 编 辑：
张　平

国家癌症中心肿瘤专家答疑丛书

肺癌患者护理与家庭照顾

主　编：于　媛

副主编：李　宁

编　者（按姓氏笔画排序）：

王　宇	王　黎	朱　珍	乔涌起
任夏洋	刘金英	闫加庆	李国辉
李　敏	杨芳宇	杨　梅	邹小农
周海燕	赵京文	贾　贝	黄进丰
梁雅楠	董碧莎	蒋顺玲	

前　　言

由于癌症已经成为我国常见病、慢性病，有关癌症的预防、治疗和康复等问题涉及越来越多的人群，人们希望得到相关的专业知识，以降低癌症对健康的威胁，减轻癌症对患者身体的损害，尤其是患者及其亲属更希望能够提高治疗效果，使患者早日康复。对于治疗中、治疗后的患者，在与癌症长期的斗争中如何给予他们更多地帮助，是在战胜癌症过程中贯穿始终的重要问题。长期持续的护理、细心科学的照顾，对提高癌症患者的治疗效果、尽早康复或带瘤生活都发挥着积极有效的作用。为此，我们编写了这套丛书，希望能够帮助患者及亲属掌握一些专业知识和技能，为患者在日常工作、居家生活时进行科学有效的服务。

《国家癌症中心肿瘤专家答疑丛书》（以下简称"丛书"），是专门应对癌症治疗和侧重于癌症护理的科普读物。由中国协和医科大学出版社于2014年出版的《国家癌症中心肿瘤专家答疑丛书》——《应对×癌专家谈》，共18个分册，主要侧重于癌症的临床治疗、康复和预防。继而国家癌症中心再次组织肿瘤专家编写了新的分册——《×癌患者护理与家庭照顾》，包括鼻咽癌、喉癌、甲状腺癌、肺癌、食管癌、乳腺癌、胃癌、结直肠癌、膀胱癌和宫颈癌，共10个分册，主要侧重于癌症患者的护理、照顾与膳食。《×癌患者护理与家庭照顾》比较系统地介绍了癌症检查、治疗、康复过程中的护理知识，以及家庭亲友如何对癌症患者更加专业的照顾，是对《应对×癌专家谈》的补充和完善。《应对×癌专家谈》侧重于医疗方面，《×癌患者护理与家庭照顾》侧重于护理方面。

新编分册包括肺癌等十种疾病，每种疾病内容独立成册。编者根据临床工作中患者、患者亲属常常提出的问题，设置了治疗与护理篇、营养与饮食篇、用药篇、心理帮助篇、功能康复篇、日常生活与复查篇等六个部分。丛书以问答形式与读者交流，读者通过目录查找到问题后，就可在书中找到答案。由于对患者护理、照顾的基本原理的一致性和方式上有许多相通，所以不同单册书中的内容也有相同部分，但对于不同癌症的不同治疗护理、照顾都在每一册书中进行了详尽介绍。合理的营养与膳食对增强患者机体的抵抗能力、完成治疗方案、提高治疗效果发挥着重要的作用。根据读者的需求，丛书中的营养部分为患者提供了一些常用的食谱，供患者参考选择。癌症，无论对患者本人还是对于患者家庭都是信心和意志的一个考验，因此，在治疗康复过程中，不可忽视的重要内容是将不断坚定战胜癌症的信心、增强与疾病斗争的意志，作为一项治疗内容同步进行。丛书中的"心理帮助篇"，希望为患者提供一些心理疏导，对患者改善心理状态有所帮助，真诚地希望患者能够尝试书中介绍的方法，积极应对疾病。

丛书的编者是国家癌症中心长期从事一线工作的医生、护士和药学、营养及其他专业的医务工作者，他们将专业知识与实践中积累的经验相结合，秉承科学、严谨、专业特点突出的原则，对丛书的内容、文字反复提炼、细心修改，力求实用、通俗易懂，能够给予读者最实际的指导和帮助。在丛书的编写过程中，编写者都是在繁忙的工作之余，抽出休息时间进行创作，尤其编者中许多是从事护理工作的骨干，她们在每天 24 小时倒班的空隙中挤出时间按时完成书稿的编写，充分表达了她们对患者的真挚爱心。刘金英老师承担了"营养与饮食篇"的编写，精益求精反复修改；李国辉主任组织编写了"用药篇"，编者们用十个月的时间便完成了全部书稿的编写，通过此书将医疗护理工作从医院延伸到了社会、家庭。在此，对他们辛勤的付出表示诚挚的感谢。非常感谢首都医科大学的杨芳宇教授，应邀编写了"心理帮助篇"，运用心理学原理给予患者提供帮助。还要特别感谢孙桂兰、岳鹤群、田守光三位老师，他们的抗癌经验、与病魔斗争的精神，为我们树立了榜样。在丛书编写过程中，策划编辑张平主任，建立微信群、收发书稿，全方位联系参编部门及人员，并参与了公共部分内容的修改，在每一个环节上都付出了艰辛劳动，对她为本套丛书出版做出的贡献致以衷心的感谢。丛书顺利与读者见面，还要感谢中国协和医科大学出版社吴桂梅主任带领的编辑团队，是她们的工作将丛书尽快送到了读者的手中。

作为科普读物，丛书在内容的收集、语言的使用等方面还存在着许多不足，敬请读者多提宝贵意见。

最后，为了更加美好的明天，我们将永不言弃。

董碧莎

2016 年 10 月 15 日

目　录

一、治疗与护理篇　　　　　　　　　　　　　　　　　　1

（一）外科治疗及护理　　　　　　　　　　　　　　　　2

1. 什么是肺癌？　　　　　　　　　　　　　　　　　　2

2. 吸烟一定会导致肺癌吗？　　　　　　　　　　　　　3

3. 肺癌患者有哪些症状？　　　　　　　　　　　　　　3

4. 哪些方法可以发现早期肺癌？　　　　　　　　　　　4

5. 肺癌分哪些病理类型？　　　　　　　　　　　　　　5

6. 什么是病理类型？对治疗有什么意义？　　　　　　　5

7. 肺癌分几期？如何分期？　　　　　　　　　　　　　5

8. 肺癌的 5 年生存率大概是多少？　　　　　　　　　　6

9. 癌症会传染吗？　　　　　　　　　　　　　　　　　6

10. 哪些情况适合手术治疗？　　　　　　　　　　　　7

11. 中晚期肺癌患者是否该放弃治疗？　　　　　　　　8

12. 手术前都需要做哪些检查？　　　　　　　　　　　8

13. 什么是 CT 检查？　　　　　　　　　　　　　　　8

14. 反复多次做 CT 是否会接受过多放射线，影响健康？　9

15. 做 CT 检查有哪些注意事项？　　　　　　　　　　9

16. 什么是 PET-CT 检查？　　　　　　　　　　　　　10

17. 做 PET-CT 检查有哪些注意事项？　　　　　　　　10

18. 什么是磁共振检查？　　　　　　　　　　　　　　11

19. 做磁共振检查有哪些注意事项？　　　　　　　　　11

20. 什么是肺功能检查？　　　　　　　　　　　　　　13

21. 手术前为什么要做心电图？　　　　　　　　　　　13

22. 什么是骨扫描？　　　　　　　　　　　　　　　　14

23. 做骨扫描检查有哪些注意事项？　　　　　　　　　14

24. 什么是 B 超检查？　　　　　　　　　　　　　　　15

25. 什么是支气管镜检查？　　　　　　　　　　　　　15

26. 为什么手术前要做支气管镜检查？ 15

27. 患者术前要做哪些化验？ 15

28. 做哪些血液化验项目需要空腹？为什么？ 17

29. 留尿标本需要注意什么？ 17

30. 留痰标本需要注意什么？ 18

31. 肺癌手术方法有哪几种？ 18

32. 做胸腔镜手术能切除肺癌吗？与普通手术有什么不同？ 19

33. 什么样的肺癌患者不适宜手术？ 20

34. 月经期患者可以手术吗？ 20

35. 手术前为什么要戒烟？戒烟多久才能手术？ 21

36. 术前为什么要禁食、禁水？ 21

37. 手术后发热是正常的吗？ 22

38. 一般手术后疼痛会持续多久？ 22

39. 如何描述疼痛性质？ 22

40. 如何描述疼痛程度？ 23

41. 哪些方法可以帮助缓解疼痛？ 24

42. 手术后为什么会觉得冷？ 25

43. 有什么办法可以缓解冷的感觉？ 26

44. 手术后为什么觉得口干？ 26

45. 口干时怎么办？ 26

46. 什么是胸管？ 27

47. 术后为什么要留置胸管？ 27

48. 胸腔积液是怎么产生的？ 28

49. 胸腔积液是什么颜色的？ 28

50. 胸腔积液是无用的"脏水"吗？ 29

51. 留置胸管期间患者需要注意什么？ 29

52. 手术后为什么会觉得头晕、恶心？如果出现头晕怎么办？ 30

53. 如果出现恶心该怎么办？ 30

54. 什么是静脉留置针？ 31

55. 静脉留置针留置期间有哪些注意事项？ 31

56. 什么是压疮？ 　　　　　　　　　　　　　　　　　　32

57. 压疮的发生与哪些因素有关？ 　　　　　　　　　　32

58. 如何预防压疮发生？ 　　　　　　　　　　　　　　34

59. 手术后为什么要活动？ 　　　　　　　　　　　　　34

60. 手术后为什么不能让很多亲友来探视？ 　　　　　35

61. 手术后可以开窗通风吗？ 　　　　　　　　　　　　36

62. 手术后可以翻身吗？ 　　　　　　　　　　　　　　36

63. 什么是排气？手术后多久会排气？ 　　　　　　　36

64. 如何能促进排气？ 　　　　　　　　　　　　　　　37

65. 手术后为什么要心电监护？ 　　　　　　　　　　　38

66. 手术后为什么要吸氧？ 　　　　　　　　　　　　　38

67. 手术后多久可以拆线？ 　　　　　　　　　　　　　38

68. 手术后多久可以洗澡？ 　　　　　　　　　　　　　39

69. 手术后多久可以上班？ 　　　　　　　　　　　　　39

70. 出院后需要注意什么？ 　　　　　　　　　　　　　39

71. 出院后如何预防感染？ 　　　　　　　　　　　　　40

（二）内科治疗及护理 　　　　　　　　　　　　　　　41

72. 什么是化疗？ 　　　　　　　　　　　　　　　　　41

73. 新辅助化疗是什么？ 　　　　　　　　　　　　　　41

74. 化疗前应该注意哪些事项？ 　　　　　　　　　　　41

75. 化疗有哪些给药方法？ 　　　　　　　　　　　　　42

76. 什么是化疗方案和化疗周期？ 　　　　　　　　　　42

77. 化疗有什么不良反应？ 　　　　　　　　　　　　　42

78. 如何减轻化疗导致的恶心、呕吐？ 　　　　　　　43

79. 化疗后出现腹泻该怎么办？ 　　　　　　　　　　　43

80. 化疗时出现便秘怎么办？ 　　　　　　　　　　　　43

81. 化疗药物对骨髓的影响有哪些？ 　　　　　　　　44

82. 出现白细胞减低后应该注意什么？ 　　　　　　　45

83. 出现血小板减少时怎么办？ 　　　　　　　　　　　46

84. 化疗药物对口腔有什么影响？ 　　　　　　　　　47

85. 如何减轻口腔溃疡的疼痛？ 47

86. 化疗药物对皮肤有哪些影响？ 48

87. 化疗后出现手脚麻木怎么办？ 48

88. 化疗期间和结束后为什么要多喝水？ 49

89. 化疗会脱发吗？发生脱发了怎么办？ 49

90. 化疗期间可以上班吗？ 50

91. 什么是靶向治疗？ 50

92. 什么是肿瘤免疫治疗？ 51

93. 使用升血药物会出现哪些反应？ 51

94. 怎样减轻升血针剂引起的疼痛？ 51

95. 化疗周期中的休息期应该注意什么？ 51

96. 化疗必须要做深静脉置管吗？ 52

97. 什么是中心静脉导管？ 53

98. 什么是PICC？ 54

99. PICC可以保留多长时间？ 54

100. 携带PICC出院有哪些注意事项？ 55

101. PICC多长时间需要维护一次？ 55

102. 什么是CVC？ 56

103. CVC多长时间换药？ 56

104. 带CVC回家应该注意哪些问题？ 57

105. 出院后怎样观察导管的情况？ 57

106. 什么是输液港？ 58

107. 输液港是怎样植入患者体内？有痛苦吗？ 58

108. 输液港能保留多长时间？不需要时可以拆除吗？ 59

109. 化疗后练习气功可以吗？ 59

110. 如何选择进口药物和国产药物？ 60

111. 肺癌骨转移患者如何家庭护理？ 60

112. 骨转移患者为什么要睡硬板床？ 61

113. 出现骨转移的患者怎样进行锻炼？ 61

4 （三）放射治疗及护理 62

114. 什么是放射治疗?　62

115. 放疗的流程是怎样的?　63

116. 放疗过程中有痛苦吗?　63

117. 放疗前家属需要做哪些准备?　63

118. 放疗期间外出应注意什么?　64

119. 放疗期间可以进行体育锻炼吗?　64

120. 在肺癌放疗过程中,会出现放射性肺炎,有什么防治方法?　65

121. 什么是急性放射性皮炎?　65

122. 如何保护放疗照射区域内的皮肤?　66

123. 出现放射性皮炎后怎样应对?　66

124. 放疗期间能不能洗澡?　67

125. 放疗结束后皮肤还要特别保护吗?　68

126. 为什么放疗期间每周要进行血象监测?　68

127. 放疗期间对服药和饮水有什么建议?　68

二、营养与饮食篇　71

(一)手术患者饮食指导　72

128. 手术后为什么不宜吃易产气的食物?　72

129. 手术后多久可以进食?　72

130. 手术后为什么要多喝水?　72

131. 手术后可以吃凉的饮食吗?　73

132. 手术后可以吃海鲜吗?　73

133. 吃绿豆会降低药效吗?　74

134. 手术后可以吃市面上热销的营养品吗?　74

135. 出院后食欲差怎么办?　74

136. 什么是饮食均衡?　75

(二)放化疗患者饮食指导　76

137. 化疗期间的饮食如何调理?　76

138. 怎样减轻化疗引起的进食不足?　77

139. 哪些蔬菜含有抗癌成分?　77

140. 怎样合理安排饮食与化疗的时间?　78

141. 如何减轻口腔溃疡的症状? 78

142. 哪些食物减轻化疗引起的便秘? 79

143. 化疗后腹泻的患者在饮食上应注意哪些? 79

144. 出现腹泻为什么需要补充含钾的食物? 80

145. 化疗期间为什么要多饮水? 80

146. 化疗后味觉异常怎么办? 81

147. 化疗患者需注意补充哪些维生素和矿物质? 81

148. 放化疗导致的恶心、呕吐怎么办? 82

149. 放化疗期间感到疲劳如何饮食调理? 82

150. 治疗导致口干时吃点什么食物好? 83

151. 治疗期间清蛋白降低如何纠正? 83

152. 某些化疗药物会引起尿酸升高,如何调理饮食? 84

(三)康复期患者饮食指导 85

153. 如何判断患者的营养状态? 85

154. 水果和蔬菜能否互相替代? 86

155. 牛奶促进肿瘤生长吗? 86

156. 牛羊鸡肉鸡蛋是发物吗? 86

157. 营养支持会促进肿瘤生长吗? 86

158. 酸性体质、碱性体质与肿瘤有无关系? 87

159. 能吃冬虫夏草、灵芝孢子粉吗? 87

160. 肿瘤患者有没有必要每天吃海参? 88

161. 出院后选择饮食注意什么? 88

三、用药篇 89

(一)总则 90

162. 口服药服用多长时间需要停用? 90

163. 肿瘤患者平时口服多种药物,术前如何调整? 90

164. 总是忘记服用口服药怎么办? 91

165. 口服多种药时,需要注意什么? 91

166. 如何识别假药? 92

167. 如何避免买到假药劣药? 92

168. 喝什么水服药最好？ 93

169. 为什么不能用牛奶、果汁送服药品？ 93

170. 用药期间为什么不能喝酒？ 94

171. 胶囊为什么不能掰开服用？ 94

172. 漏服药物怎么补救？ 94

173. 药物为什么有处方药和非处方药之分？ 95

174. 出现哪些问题需要停药？ 95

175. 为什么"小广告"上的药物不可信？ 96

176. 为什么一定要按医嘱服用药物？ 96

（二）镇痛药 97

177. 镇痛药物包括哪些？ 97

178. 镇痛药是否会"上瘾"？ 98

179. 镇痛药是否会产生"耐药性"？ 98

180. 镇痛药是否会影响记忆力？ 99

181. 为什么用了镇痛药还是会疼痛？ 99

（三）呼吸系统相关药物：镇咳、平喘、化痰药 100

182. 呼吸系统常用药物有哪些？ 100

183. 哪些情况是术后的正常反应，不需要服药？ 100

（四）退热药 101

184. 常用退热药有哪些？ 101

185. 什么情况下需要使用退热药物？ 101

186. 服用退热药物有哪些注意要点？ 102

187. 什么情况下不需要继续服用退热药物？ 102

188. 服用退热药物可能出现哪些不良反应？ 102

189. 服用退热药物是否有意义？ 103

四、心理帮助篇 105

190. 怎样正确面对得了恶性肿瘤的事实？ 106

191. 癌症患者一般会出现哪些心理现象？ 106

192. 患者应该如何进行自我心理调节呢？ 107

193. 自我心理调节有哪些方法？ 108

194. "我没有做过任何坏事，为什么让我得癌症"这样的心理
    怎样调节？   111

195. 如何应对对手术的紧张、焦虑、害怕？   111

196. 患者后悔自己以前的生活方式，长期处于懊恼自责中，
    怎么办？   112

197. 如何能尽快回归家庭、回归社会？   113

198. 怎么克服对死亡的恐惧？   113

五、功能康复篇   115

（一）呼吸功能锻炼   116

199. 什么是腹式呼吸？   116

200. 手术后为什么要做腹式呼吸？   116

201. 什么是有效咳嗽？   117

202. 手术后为什么要做有效咳嗽？   118

203. 如何做有效咳嗽？   118

204. 每天做几次有效咳嗽？   119

205. 痰是如何产生的？   120

206. 为什么肺癌术后患者会产生痰？   120

207. 咳嗽时伤口很疼怎么办？   121

208. 什么是雾化吸入？   121

209. 如何叩背？   121

（二）肢体功能锻炼   123

210. 为什么术后会觉得手术侧的上肢和肩膀疼痛？   123

211. 什么样的患者术后不能过度活动手术侧的胳膊？   123

212. 如何进行上肢活动锻炼？   123

213. 如何进行床上下肢活动锻炼？   124

214. 手术后下床时需要注意些什么？   125

215. 手术后几天可以去户外？   126

216. 为什么手术后要活动下肢？   126

217. 什么是下肢深静脉血栓？   127

218. 为什么肺癌术后易发生下肢深静脉血栓？   127

219. 血栓会对人体有哪些危害？ 128

220. 为预防血栓可以采取哪些措施？ 129

221. 抗血栓弹力袜的原理是什么？ 129

222. 如何正确穿着抗血栓弹力袜？ 130

223. 弹力袜如何保养？ 130

六、日常生活与复查篇 133

224. 外科手术后为什么需要复查？ 134

225. 外科手术后复查项目有哪些？ 134

226. 复查多长时间没有复发就说明痊愈了？ 134

227. 手术治疗后复查需要持续多长时间？ 135

228. 化疗结束后应该多长时间复查？ 135

229. 做患者复查如何选择医院？ 135

（一）异常症状处理 136

230. 伤口多久才会愈合？ 136

231. 伤口有渗液怎么办？ 136

232. 伤口有些痒怎么办？ 137

233. 伤口周围有一种麻木的、蚂蚁爬的感觉，怎么办？ 137

234. 伤口有些红肿，怎么办？ 138

235. 出院后一直干咳怎么办？ 138

236. 什么是物理降温？ 139

237. 如何做物理降温？ 139

238. 为什么发热时要保持口腔卫生？ 140

239. 发热时为什么要多喝水？ 140

240. 发热到什么程度需要尽快到医院就诊？ 141

241. 手术后为什么会感觉疲乏？ 141

242. 感觉疲乏怎么办？ 141

243. 什么是咯血？ 142

244. 咯血怎么办？ 143

245. 肺癌术后为什么会声音嘶哑？如何恢复？ 143

246. 什么是皮下气肿？ 144

247. 发生皮下气肿怎么办? 144

248. 肺癌患者为什么会觉得胸闷、气短? 144

249. 感觉胸闷、气短怎么办? 145

(二) 家庭吸氧 145

250. 什么情况下需要吸氧? 145

251. 氧气流量是越大越好吗? 146

252. 吸氧时可以吃饭喝水吗? 146

253. 家庭吸氧时有哪些注意事项? 147

(三) 健康生活 147

254. 肺癌患者出院后可以做哪些运动? 147

255. 如何把握活动量? 148

256. 为什么要坚持运动? 148

257. 为什么要戒烟? 149

258. 患癌后还有必要戒烟吗? 149

259. 家属该如何帮助患者戒烟? 150

260. 吸烟是否与肿瘤有关,与哪些肿瘤有关? 150

261. 为什么吸烟与发生肿瘤有关? 151

262. 不吸烟的人是否不会得肺癌? 151

263. 吸烟者能否避免吸烟的危害? 151

264. 不吸烟的人如何避免二手烟的危害? 152

265. 吸烟上瘾是怎么回事? 152

266. 吸烟多年,戒烟很难。有什么好的办法? 152

267. 什么是戒烟咨询? 153

268. 什么是戒烟戒断状态 153

269. 目前有哪些可用于戒烟的药物治疗? 154

附录:肿瘤患者谈抗癌 155

生命——在挫折和磨难中崛起 155

坚持康复"五诀"乐观拼搏抗癌 161

保持一个好心态 167

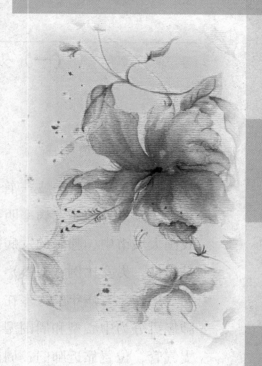

一、治疗与护理篇

◎ 外科治疗及护理
◎ 内科治疗及护理
◎ 放射治疗及护理

（一）外科治疗及护理

---

1. 什么是肺癌？

　　肺癌是从气管、支气管的上皮发生的一类恶性肿瘤。近50年来，全世界肺癌发病率明显增高。据统计，在欧美某些国家和我国大城市中，肺癌的发病率已居男性肿瘤首位。肺癌患者多数是男性，男女比例（3~5）：1，但近年来，女性肺癌的发病率也明显增加。发病年龄大多在40岁以上。按照肺癌发生部位分类，肺癌可分为中心型和周围型。中心型肺癌起源于主支气管、肺叶支气管，位置靠近肺门；周围型肺癌起源于肺段支气管以下，位置在肺的周围部分。

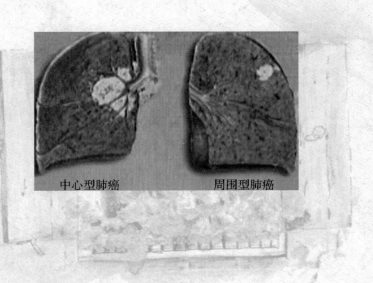

中心型肺癌　　　　　　　周围型肺癌

2. 吸烟一定会导致肺癌吗？

吸烟虽然不一定直接导致肺癌，但吸烟和癌症的关系确实非常密切。癌症患者中七成与吸烟有关，肺癌患者中九成与吸烟有关。烟草中含有 70 多种致癌物质，这些物质会在吸烟时经过气管进入肺，并扩散至全身，最终会损伤遗传物质，导致细胞、组织增长失去控制，最终导致癌症。吸烟者相比不吸烟者患肺癌的概率增加 16～25 倍。虽然研究表明吸烟会导致肺癌，但并不代表吸烟一定会致癌。我们身边总有这样的例子，某些人一生吸烟却没有患癌，没有吸烟的人却得了肺癌。吸烟只是会增加患癌的风险，癌症的产生还与很多因素有关系，如遗传、环境、精神因素等。尽早戒烟会降低患癌的风险，戒烟 10 年后患肺癌的风险与从未吸烟者相当。

3. 肺癌患者有哪些症状？

肺癌的临床表现与肿瘤的部位、大小、是否压迫、侵犯邻近器官以及有无转移等情况有密切关系。

（1）早期肺癌特别是周围型肺癌往往没有任何症状，当肿瘤在较大的支气管内长大后，常出现刺激性咳嗽，容易被误认为伤风感冒。当肿瘤继续长大且合并肺部感染时，会出现脓痰，痰量也会增多。另一个很常见的症状就是痰中带血丝、血点。如果肿瘤较大，阻塞到大气管，患者则可能会出现胸闷、气短、发热和胸痛等症状。

（2）肺癌转移则会引发其他相应症状：如脑转移会出现头痛、头晕；骨转移会出现骨骼疼痛等。

（3）其他少见症状：由于肿瘤产生内分泌物质而出现的症状，如骨关节病综合征、**重症肌无力**、男性乳腺增大、多发性肌肉神经痛等，这些症状在肺癌切除后可能会消失。

（4）与癌症进展相关的症状：如消瘦、疲乏和发热等。

4. 哪些方法可以发现早期肺癌？

早期肺癌患者往往没有任何症状，一旦出现症状时，常已经错过了治疗的最佳时机。如何才能早发现，进而早诊断、早治疗呢？最可取的办法就是体检。40 岁以上的成年人，建议每年进行一次防癌体检。体检项目中至少包括胸片和（或）胸部 CT 检查。

胸片是最简单、最经济的肺部检查方法，大多患者也是通过胸片发现的病变，只用一张正位片和侧位片即可观察整个胸部的情况。因此，胸片常用在体检筛查中。但是胸片仅仅是对于肺部的二维观察，有些藏在心脏后方或脊柱重叠部位"角落"里的病变也许会被漏掉。体积较小或密度不大的肿物也可能会成为胸片的"漏网之鱼"。胸部 CT 检查是对胸部器官的"断层"拍照，

重症肌无力：是一种由神经-肌肉接头处传递功能障碍所引起的自身免疫性疾病，临床主要表现为部分或全身骨骼肌无力和易疲劳，活动后症状加重，经休息后症状减轻。

可以帮助医生对于肺部情况有一个相对精准的了解，对于肿瘤的位置、大小，甚至性质进行判断。有了这两项检查，基本可以帮助医生发现早期肺癌。

5. 肺癌分哪些病理类型？

1998 年国际肺癌研究协会与世界卫生组织对肺癌的病理分型进行修订，将肺癌分为 9 种，包括鳞状细胞癌、小细胞癌、腺癌、大细胞癌、腺鳞癌、多型性或含肉瘤成分癌、类癌、涎腺型癌和未分类癌。但临床上最常见的为 4 种：鳞状细胞癌（鳞癌）、腺癌、大细胞癌、小细胞癌（未分化小细胞癌）。

6. 什么是病理类型？对治疗有什么意义？

病理学诊断是将肿瘤切片放在显微镜下观察，根据细胞形态将肿瘤归类，所划分的类别称作病理类型。病理类型对于治疗方案的制定十分关键，肿瘤学家针对各种病理类型的肿瘤设计了不同的治疗方案。近年来，肿瘤治疗手段飞速发展，已有的治疗方案也在不断完善和进步。医生只有知道了患者的病理类型，才可以有的放矢，对这一类别的肿瘤采取针对性的治疗。

7. 肺癌分几期？如何分期？

肺癌的分期对临床治疗方案的选择有重要的指导意义。

世界卫生组织按照肿瘤的大小（T），淋巴结转移的情况（N）和有无远处转移（M）将肺癌加以分类，为各国所采用。根据以上因素共将肺癌分为5期，分别是：0期、Ⅰ期、Ⅱ期、Ⅲ期和Ⅳ期。一般来讲，期别越高肿瘤越晚期，预后越差。

8. 肺癌的5年生存率大概是多少？

目前，肺癌5年生存率约为10%。这与很多患者发现时就已经不是早期有关系，早期肺癌术后的5年生存率可达60%以上。"生存多久"涉及多种因素，包括癌症分期、治疗方式、个人体质、心理状况和家庭及社会的支持等。也有部分晚期患者在经过有效治疗后，病情稳定，生活质量也较好，生存超过5年甚至更久。

9. 癌症会传染吗？

癌症不会传染。传染必须具备三个条件：传染源、传播途径及易感人群，三者缺一不可。临床资料证明，癌症患者本身并不是传染源。癌细胞是自身细胞恶变出现了无限繁殖的现象，在癌症患者体内能够到处扩散或转移，但不会像细菌和病毒那样通过空气、接触等传播途径感染易感人群。动物实验证明患癌动物和健康动物长期关在一起，经过反复观察和检查，也未见有任何传染现象；但是某些癌症前期的某些疾病具有传染性，例如病毒性肝炎是引起肝癌的常见原因，肝炎明确具有传染性，但是并不是每一位肝癌患者都患有病毒性肝炎，能够传染给别人的是肝炎病毒，并不是癌细胞。所以癌症本身是不会传染的，它对患者的家属来说没有危险。在此告诫大家，家人朋友得了癌症，不要顾虑传染而刻意疏远，而应该多给予他们鼓励，奉献一份温暖和爱心使患者不会感到孤独和被遗忘。

10. 哪些情况适合手术治疗？

外科手术对于支气管肺癌是首选的治疗方法，它对多数早期肺癌和部分非早期肺癌能达到根治目的。例如：对 0、Ⅰ、Ⅱ 和 Ⅲ期的肺癌病例，凡无手术禁忌证者，皆可采用手术治疗。手术切除的原则：彻底切除原发灶和有可能转移的淋巴结，且尽可能保留正常的肺组织。具有下列条件的患者一般可作外科手术治疗：

（1）没有远处转移者，包括实质脏器如肝、脑、肾上腺、骨骼、胸腔外淋巴结等。

（2）癌组织未向邻近脏器或组织侵犯扩散者，如主动脉、上腔静脉、食管和癌性胸液等。

（3）无年迈体衰、严重心肺功能低下或近期内心绞痛发作者。

（4）无重症肝肾疾患及严重糖尿病者。

（5）Ⅰ期小细胞肺癌。

（6）临床高度怀疑肺癌或不能排除肺癌的可能性，经各种检查虽然还不能确诊，但估计病灶能够切除者。

11. 中晚期肺癌患者是否该放弃治疗？

对于中晚期患者可采取以下治疗方法：局限型可手术切除，术后化学药物治疗（化疗）、放射治疗（放疗）、中药治疗等巩固治疗效果；广泛型则以延长患者生命、改善患者生活质量为目标，可直接采用化疗、放疗及中药治疗。非小细胞肺癌（鳞癌、腺癌）首选手术治疗，但不能手术的也不必放弃治疗，还可选择放疗、化疗、中药治疗等方法。

12. 手术前都需要做哪些检查？

患者手术前需要做的检查，包括 X 线、CT、磁共振、支气管镜、骨扫描、B 超、心电图、肺功能等。

13. 什么是 CT 检查？

电子计算机断层扫描（computed tomography，CT）可以直接显示 X 线检查无法显示的器官和病变，检查方便、迅速而安全，患者平躺不动便可以完成检查。CT 图像清晰，解剖关系明确，病变显示好，因此，病变的检出率和诊断准确率高。

14. 反复多次做 CT 是否会接受过多放射线，影响健康？

CT 机属于放射线检查机器，所以有一定的放射线损伤，每次检查所受的放射线仅比常规 X 线检查略高一点，一般不会引起损伤，但也不宜盲目地多次做 CT 检查，目前推荐低剂量螺旋 CT 筛查肺癌。

15. 做 CT 检查有哪些注意事项？

（1）检查前须将详细病史及各种检查结果告知主诊医生，如果有自己保存的 X 线片等资料需交给医生以供参考。

（2）患者应向医生说明有无药物过敏情况，是否患有哮喘、荨麻疹等过敏性疾病，使医生能注意预防造影剂过敏的危险。

（3）去除检查部位衣物，包括带有金属物质的衣物和各种物品，如头饰、发夹、耳环、项链、钱币、皮带和钥匙等。金属会产生伪影，影响诊断。

（4）检查前禁食 4 小时。腹部扫描者，在检查前 1 周内不能做钡剂造影；前 3 天内不能做其他各种腹部脏器的造影；前 2 天内不服泻剂，少食水果、蔬菜、豆制品等多渣、易产气的食物。

（5）检查时听从技术人员的指导，如保持体位不动，配合检查进行平静呼吸、屏气等。

（6）如做 CT 增强扫描者或儿童、神志不清者，需有健康成

9

人陪同。陪同者应穿好 CT 工作人员提供的防护服。

（7）CT 增强扫描因使用造影剂，需做静脉注射造影剂碘过敏试验，20 分钟后无不良反应，方可进行检查。

（8）CT 机上配有对讲机，在检查中如有不适，或发生异常情况，应立即告知医生。

16. 什么是 PET-CT 检查?

PET-CT 的全称叫正电子发射断层显像-X 线计算机体层成像，它在肿瘤的诊断、分期、疗效评估等方面发挥着重要的作用。PET-CT 可以检查出不同病灶的活动代谢状态，从而显示肿瘤的部位、形态、大小、数量及肿瘤内的放射性分布，为鉴别诊断提供重要信息。

17. 做 PET-CT 检查有哪些注意事项?

（1）检查前 24 小时禁止喝酒、禁止做剧烈及长时间的运动，进清淡易消化饮食。

（2）携带好自己的相关资料，如 CT 片、MRI 片、B 超、病理报告、肿瘤标志物等各种检验报告。

（3）检查前 6 小时开始禁食、禁饮含糖饮料、止咳糖浆。禁止静脉滴注葡萄糖液。

（4）检查前需做血糖浓度测定，8.3mmol/L 以下者适宜，高于 11.1mmol/L 者建议继续等待或血糖数值达标后再做检查，以免因血糖过高而影响检查效果。对于口服药物控制良好的 2 型糖尿病患者检查当天可正常服用降糖药物控制血糖。

（5）注射药物前 2 小时内饮 1000ml 水，注射药物后饮 500ml。显像检查进行前，患者在注射显像药物后应该保持安静、不要走动，还要尽量避免与人交谈。

（6）进入检查室时，患者应该摘除身上佩戴的金属饰物和手机等物品。

（7）检查期间需要患者在检查舱内静卧 20 分钟左右，否则会严重影响显像。

（8）近 1 周内有消化道钡餐检查者建议延期做 PET-CT 检查，妊娠或即将妊娠者不建议做检查。

（9）检查后注意：尽量多喝水，以利于注射的显像剂的代谢，尽快排出体外。检查后 10 个小时内请不要接触孕妇或儿童。

18. 什么是磁共振检查？

磁共振（MRI）又叫磁共振成像技术。MRI 检查所获得的图像非常清晰精细，可对人体各部位多角度、多平面成像，其分辨力高，避免了剖胸或剖腹探查诊断的手术。MRI 不使用对人体有害的 X 线且不需注射易引起变态反应的造影剂、无电离辐射，目前还未发现会对人体产生不良影响。

19. 做磁共振检查有哪些注意事项？

（1）由于在磁共振机器及磁共振检查室内存在非常强大的

磁场，因此，植入心脏起搏器者，以及血管手术后留有金属夹、金属支架者，或冠状动脉、食管、前列腺、胆道植入金属支架者，绝对严禁磁共振检查，否则，金属会受强大磁场的吸引而移动，将可能产生严重后果，甚至危及生命。

（2）身体内存在不能除去的其他金属异物者为检查的相对禁忌证，若无特殊必要一般不要接受磁共振检查，如金属内固定物、人工关节、金属义齿、支架、弹片等。必须检查时，应严密观察，以防检查中金属物在强大磁场中移动而损伤邻近大血管和重要组织，产生严重后果。有金属避孕环及活动的金属义齿者一定要取出后再行检查。

（3）在进入磁共振检查室之前，应去除身上带的手机、磁卡、手表、硬币、钥匙、打火机、金属皮带、金属项链、金属耳环、金属纽扣及其他金属饰品或金属物品。否则，检查时可能影响磁场的均匀性，造成图像的干扰，形成伪影，不利于显示病灶。而且由于强磁场的作用，金属物品可能被吸进磁共振机，从而对非常昂贵的磁共振机造成损坏。另外，手机、磁卡、手表等

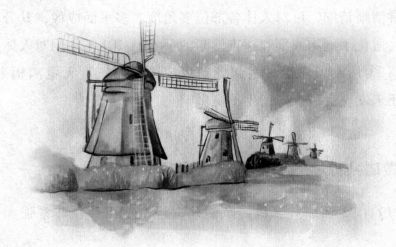

物品也可能会遭到强磁场的破坏，而造成个人财物不必要的损失。

（4）腹部 MRI 检查前 4 小时禁食、禁水。

（5）磁共振检查时间较长，且患者所处环境幽暗、噪声较大；嘱其要有思想准备，不要急躁，在医师指导下保持体位不动，耐心配合。

（6）有意识障碍、昏迷、精神症状等不能有效配合检查的患者，除非经相关专业临床医师同意，否则不能进行检查。

（7）有幽闭恐惧症、怀孕者，需生命支持及抢救的危重患者无法行磁共振检查。

20. 什么是肺功能检查？

肺功能检查是通过对肺通气和肺换气功能进行测定，以了解呼吸系统疾病对肺功能损害的程度和性质的检查方法，临床最常用的是肺通气功能检查。肺癌患者在手术前一般都需要做肺功能检查。

21. 手术前为什么要做心电图？

术前心电图检查可以观察手术患者心脏情况、节律、速率，有无心律失常、心肌缺血等症状。心功能差的患者在麻醉和手术中易发生心律失常，术前心电图检查可以为外科医生及麻醉医生提供准确有效的参考依据，降低手术风险，提高手术操作的安全性。

22. 什么是骨扫描?

骨扫描是一种全身骨骼的核医学影像检查,可以早期发现骨转移性肿瘤。对不明性质肿块的患者来说,如果发现骨转移性肿瘤存在,意味着所患肿瘤为恶性,已有骨骼转移。对已明确为癌症的患者,有助于判断该癌症处于早期还是晚期,从而采用适当的治疗方法。经过治疗的癌症患者可以通过有规律的骨扫描(每次检查需隔 3 个月至 1 年)观察有无骨转移及骨转移程度的变化,监测肿瘤治疗情况。

23. 做骨扫描检查有哪些注意事项?

无需特殊准备,可正常饮食,按预约时间到达核医学科。穿宽松衣服,以方便静脉注射。待医生询问病史后静脉注射显像剂,注射后要轻轻按压 5 分钟。注射后多饮水、多排尿,促进骨显像剂经尿排出,排尿时注意不要让尿液沾到身上,尤其是衣裤与手上,以免影响检查结果。注射显像剂 3~4 小时后显像。临上机检查前,再排空小便,取下身上含金属或高比重的物品,如金属义齿、硬币、腰带金属环、首饰等。不能取下者(如义肢、起搏器等)请告之医生,供分析影像时参考。检查时要放松身体,自然平躺,上机检查 15~30 分钟,在医师指导下保持体位不变。

24. 什么是 B 超检查？

B 超可获得人体内脏器官的各种切面图形，比较适用于肝、胆、肾、膀胱、子宫、卵巢等多种脏器疾病的诊断。B 超检查无不良反应，价格比较便宜，可反复检查。

25. 什么是支气管镜检查？

支气管镜检查是将细长的支气管镜经口或鼻置入患者下呼吸道，即气管和支气管以及更远端，直接观察气管和支气管的病变，可针对病变采取相应检查和治疗手段。

26. 为什么手术前要做支气管镜检查？

手术前纤维支气管镜检查除了通过支气管镜活检明确肺癌的病理类型，还可以清楚地观察肿瘤的部位和侵袭范围，有助于胸外科医生确定手术方式，对于支气管开口部位的中心型肺癌尤为重要。通过经支气管穿刺活检获得病理诊断，为准确制定手术方案发挥作用。

27. 患者术前要做哪些化验？

（1）血常规：最基本的血液化验项目。辅助检查身体是否

15

有感染、贫血或血液疾病等问题，主要包括白细胞、红细胞、血小板、血红蛋白等，是医生诊断病情的常用辅助检查手段之一。

（2）血液生化检查：包括肝功能、肾功能、血电解质、血糖和血脂等，是通过检测患者存在于血液中的各种离子、糖类、脂类、蛋白质以及各种酶、激素和机体的多种代谢产物的含量，了解患者身体情况，帮助确定临床病情、监测治疗效果。

（3）凝血：是指血液凝固的能力和血小板的活性。术前凝血功能检查可以在术前了解患者有无凝血功能的异常，尽可能避免在术中及术后出现出血不止等意外情况。

（4）病毒指标：包括乙肝、丙肝、梅毒、艾滋病等项目检查。术前做血液病毒指标的化验是为了避免医源性感染，为手术做准备。

（5）肿瘤标志物：是肿瘤细胞产生和释放的某种物质，常以抗原、酶、激素等代谢产物的形式存在于肿瘤患者的体液、排出物及组织中，正常成人含量极低。肿瘤标志物的检测主要用于对肿瘤高危人群的筛选、肿瘤的发现、肿瘤性质的鉴别诊断、肿瘤发展程度的判断以及对肿瘤治疗效果的观察和预后评估。

（6）尿液：尿常规化验。内容包括尿的颜色、酸碱度、红细胞、白细胞、管型、蛋白质、比重等，是对肾功能的初步检查。对于某些全身性疾病以及脏器影响尿液改变的疾病如糖尿病、血液病、肝胆疾患、流行性出血热等的诊断，也有很重要的参考价值。同时，尿液的化验检查还可以反映一些疾病的治疗效果及预后。

（7）痰：通过留痰进行痰脱落细胞学检查，是诊断某些呼吸系统疾病的重要方法。方法简便，对诊断肺癌阳性率可达到80%以上，是肺癌早期诊断的重要方法。

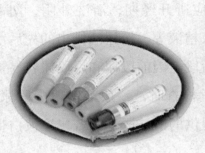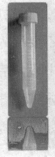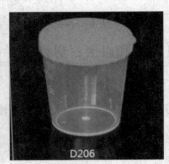

28. 做哪些血液化验项目需要空腹？为什么？

一般来说，需要抽空腹血的化验，大部分是生化检验的项目，例如肝功能、肾功能、血糖、蛋白质、脂类与各种电解质等。由于餐后 12~14 小时胃肠的消化与吸收活动已基本完毕，血液中的各种生化成分比较恒定，可真实反映机体的生化变化，辅助疾病诊断。如进食后采血会影响血液检验结果。因此，需要空腹进行抽血化验。

29. 留尿标本需要注意什么？

（1）收集尿液的时间：任何时间排出尿都可以做常规化验检查；一般肾病患者为观察前后结果规定一律采用晨起第一次尿液送检。

（2）尿标本必须新鲜：尿液停放几小时后，可出现因白细胞被破坏而脓尿消失，葡萄糖被细菌分解，细胞溶解等问题，会影响检查结果的准确性。

（3）尿标本必须清洁：女性应避开经期，清洗外阴，勿混进白带和血液；男性患者不要混入精液等。按尿液排出的先后次序，可将尿液分为前段、中段、后段。因前段尿和后段尿容易被污染，因此，做尿常规和尿细菌学检查时，一般都留取中段尿。应使用清洁容器装尿液，如医院提供的清洁尿杯。若尿液被白带等污染，必须重新检查。

（4）送检尿量：一般不少于 10ml（至少达到一半尿杯的量）。

30. 留痰标本需要注意什么？

咳痰前不能吃任何东西，最好先用清水漱口 3 次，以清洁口腔。之后做 2~3 次深呼吸，再用力咳嗽，将肺深部的痰咳出，痰量 2~3ml 为宜，及时送检。

31. 肺癌手术方法有哪几种？

按照不同分类方法，可将肺癌手术分成多种方式。从切除的范围来分，可分为肺叶切除术、肺楔形切除术、肺段切除术、袖状肺叶切除术、全肺切除术、气管/血管成形术等；从手术方式来分，可分为开胸手术、小切口开胸手术和胸腔镜微创手术；按照肿瘤切除程度来分，可分为根治性切除术、姑息性切除术和开胸探查术。根治性切除术是将肿瘤连同淋巴结尽可能完全切除的手术；姑息性手术是仅将肿瘤最大病灶切除或无法完全切除肿瘤的手术，目的包括保留重要器官功能、减慢肿瘤生长或转移速度、提高患者生活质量等，是因各种条件限制而采取的最佳手术方案；开胸探查术是以诊断为目的的手术。

32. 做胸腔镜手术能切除肺癌吗？与普通手术有什么不同？

胸腔镜手术全称为电视胸腔镜手术，手术方式为在胸壁上打1~3个2cm的小孔，将摄像头和手术器械放入，摄像头将胸腔内的情况显示在电视屏幕上，医生通过观看电视屏幕操作手术器械来切除病变组织。目前肺癌肿块直径在5cm以下可做胸腔镜手术。胸腔镜手术最大的好处是创伤小、术后疼痛明显比开胸患者要轻，且相对于开胸手术，胸腔镜手术没有切断肋间肌肉，对于术后患

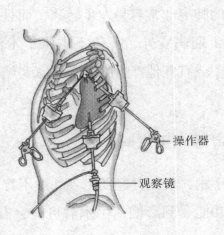

操作器

观察镜

者做有效咳嗽等康复锻炼影响较小。有效咳嗽对于患者的康复是非常重要的。在同等条件下，胸腔镜手术患者康复会快一些。

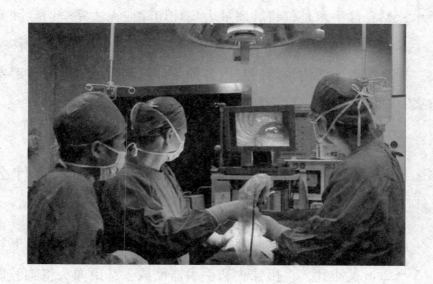

33. 什么样的肺癌患者不适宜手术？

有三类肺癌患者不适宜手术治疗：①病变较晚期的患者：手术治疗往往意义不大，反而对患者造成不必要的创伤；②小细胞肺癌：这种类型的肺癌非常容易发生转移，而且对化疗和放疗效果较好。除少数 I 期病变外，一般不主张手术治疗；③年龄较大、身体素质较差或有其他严重并发症不宜实施手术的患者。

34. 月经期患者可以手术吗？

除非是急诊手术，否则月经期患者一般不宜手术。因为月经期患者凝血系统功能受到影响，手术后可能会有出血多的风险。

此外，月经期患者由于有血液流失，抵抗力会比平时有所下降，术后会有感染的风险。所以，一般情况下医生不建议月经期患者手术。如有必要，可遵医嘱注射黄体酮（一种雌激素），推迟月经期，以便进行手术。

35. 手术前为什么要戒烟？戒烟多久才能手术？

术前尽早戒烟主要有以下三个原因：①预防并发症：并发症是指疾病在发展过程中，或在治疗护理过程中，患者发生了其他与本疾病相关的一种或几种疾病。肺癌患者术后可能会发生的并发症有肺部感染、静脉血栓等，吸烟会促进这些并发症的发生。吸烟会使患者痰液增多、黏稠不易咳出，有可能会导致肺部感染。同时吸烟促进血栓的形成，如血栓脱落，容易引发脑血栓、肺栓塞等，使患者发生生命危险；②吸烟会影响药物作用，如降低镇痛药的疗效；③影响营养吸收。因此，最好戒烟 2~4 周后再进行手术，越早戒烟对身体越有益。

36. 术前为什么要禁食、禁水？

全身麻醉状态下喉反射被抑制，误吸发生率升高，麻醉期间误吸液量>0.4ml/kg、pH<2.5 的胃内容物即可诱发致命的**误吸综合征**。因此成人术前 8~12 个小时开始禁食，术前 4 小时开始

误吸综合征：指患者胃内容物或口咽部分泌物被吸入下呼吸道导致的肺部化学性或感染性炎症损伤。

禁饮水，以防术中呕吐物误吸引起的窒息或**吸入性肺炎**。

37. 手术后发热是正常的吗？

外科术后患者一般都有体温升高的情况，体温一般不超过 38.5℃，属于正常现象 3 天左右可逐步自行恢复正常。这是由于手术创伤，机体自身吸收局部的积血、积液而产生的无菌性炎症反应，这种反应称为外科吸收热。对于这种情况应该密切观察体温变化情况，患者要多饮水。如果患者体温>38.5℃，应采取有效的降温措施，例如物理降温或遵医嘱使用药物降温。长时间高热的患者应告知医生，查明发热原因，遵医嘱用药。

38. 一般手术后疼痛会持续多久？

术后疼痛是手术后即刻发生的急性伤害性疼痛，通常持续 7 天左右。疼痛最明显的是手术后 24 小时内，2~3 日后逐渐减轻，渐渐缓解。手术后疼痛如果不能在初始状态下充分被控制，可能发展为慢性疼痛，不但会影响术后恢复，还会降低患者生活质量。

39. 如何描述疼痛性质？

描述疼痛性质的语言有很多，往往与疼痛程度、部位及性质

吸入性肺炎：指吸入酸性物质，如动物脂肪、食物、胃内容物以及其他刺激性液体和挥发性的碳氢化合物后，引起的化学性肺炎，严重者可发生呼吸衰竭或呼吸窘迫综合征。

相关。按疼痛程度，可描述为微痛、轻痛、较痛及剧痛。按疼痛部位与性质，可描述为胀痛、闷痛、绞痛、针刺样痛、跳痛、刀割样痛、爆裂样痛、压榨样痛、牵拉样痛、烧灼样痛等；或者神经痛的患者可描述为烧灼或触电样感觉异常，如皮肤麻木、针刺感或蚁行感等。

40. 如何描述疼痛程度？

目前较为常用的评估疼痛程度的方法是以下四种：

（1）视觉模拟评分法（VAS）：一条长 100mm 的标尺，一端标示"无痛"，另一端标示"最剧烈的疼痛"，根据疼痛的强度标定相应的位置。

（2）数字等级评分法（NRS）：用 0～10 数字的刻度标示出不同程度的疼痛强度等级。0 为无痛，10 为最剧烈疼痛，≤4 为轻度疼痛（疼痛不影响睡眠），5～6 为中度疼痛（疼痛影响睡眠．但仍可入睡），≥7 为重度疼痛（疼痛导致不能睡眠或从睡眠中痛醒）。

（3）语言等级评分法（VRS）：将描绘疼痛强度的词汇通过口述表达为无痛、轻度疼痛、中度疼痛、重度疼痛。

（4）面部表情量表：由六张从微笑或幸福直至流泪的不同表情的面部象形图组成。适用于交流困难如儿童（3～5 岁）、老年人、意识不清或不能用言语准确表达的患者。

在描述疼痛程度时，若没有辅助工具，推荐使用前三种方法向医护人员表达患者的疼痛感受。

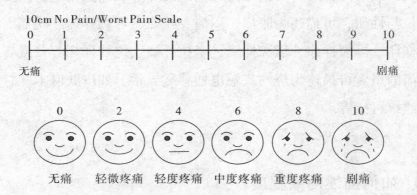

10cm No Pain/Worst Pain Scale

| 0 | 1 | 2 | 3 | 4 | 5 | 6 | 7 | 8 | 9 | 10 |

无痛　　　　　　　　　　　　　　　　　　　　　　剧痛

0　　　2　　　4　　　6　　　8　　　10

无痛　轻微疼痛　轻度疼痛　中度疼痛　重度疼痛　剧痛

41. 哪些方法可以帮助缓解疼痛?

（1）减少或去除引起疼痛的原因：胸部手术后，会因咳嗽或呼吸引起伤口疼痛，应根据护士指导的方法正确做深呼吸和有效咳嗽，并在深呼吸和咳嗽时按压住伤口。

（2）合理运用缓解或解除疼痛的方法：遵医嘱按时按剂量使用镇痛药。手术后患者如安装了自控镇痛泵，镇痛药会以2ml/h 的速度持续泵入体内，疼痛时按一下自控按钮，可迅速向体内注入 0.5ml 镇痛药，两次按动间隔至少 15 分钟。对于慢性疼痛的患者，最好在疼痛发生前服药，疼痛缓解后应及时停药，防止药物的不良反应、耐药性及成瘾性。值得注意的是，在疼痛原因未明确诊断前，不能随意使用任何镇痛药物，以免掩盖症状，延误病情。

（3）心理疗法：紧张、忧郁、焦虑、恐惧或对康复失去信心等心理因素均可加重疼痛的程度，所以陪同和护理人员应以同情、安慰和鼓励的态度支持患者。分散注意力也可减少其对疼痛的感受强度，如参加感兴趣的活动、听音乐、有节律的按摩、指导想象有正向效果的事物等。

（4）积极采取促进患者舒适的措施，如舒服的姿势、整洁的床单位和周围环境，适宜的温湿度均可促使患者身心愉悦，从而有利于减轻疼痛。

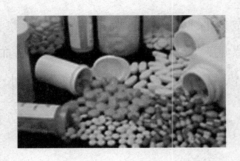

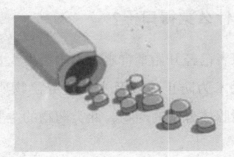

42. 手术后为什么会觉得冷？

（1）手术室温度一般在 22℃ 左右，而患者身上只有一层手术单。几个小时的手术下来，患者自然会感觉冷。

（2）患者在手术台上处于安静的状态，加上麻醉药的使用，基础代谢低，产生能量少。

（3）手术时患者一直在输液，而液体却都是相对较冷的，一般在25℃左右，而人体体温却是37℃，所以会感觉冷。

（4）手术时切口的热量蒸发，手术后机体内液体流失过多，机体热量都随着液体的流失而流失，故使患者产生冷的感觉。

43. 有什么办法可以缓解冷的感觉？

盖好被子做好保暖工作，调节室温，观察患者面色和体温，询问患者感觉，摩擦患者的手脚促进肢端血液循环，冷的感觉很快就会恢复，但要避免贴身放置热水袋取暖，以免烫伤。

44. 手术后为什么觉得口干？

这与术前患者已经开始禁食水，术中丢失大量体液和血液有关。并且全麻手术为防止唾液及支气管分泌物所致的吸入性肺炎，会使用抑制腺体分泌的药物，此类药物的主要不良反应就是口干。

45. 口干时怎么办？

术后未经医生允许，患者需先忍耐一段时间不能进水。患者家属可用纱布或棉签蘸水擦拭口腔黏膜、口内含饮用水或用饮用水喷瓶向口腔内喷雾等方法暂时缓解。

46. 什么是胸管？

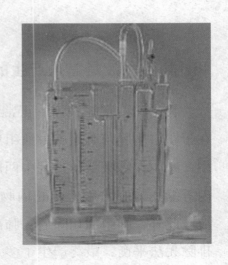

胸管就是胸腔闭式引流管，是将引流管一端放入胸腔内，另一端接入比其位置更低的水封瓶。通常在手术室放置，但在紧急情况下，如治疗气胸或急性脓胸时也可在急诊室或病房床旁进行。通过咳嗽和呼吸时肺部扩张的挤压作用，以及半卧位的重力作用，将胸腔内积气、积液、积血水排入水封瓶中。作为一种治疗手段，胸腔闭式引流管广泛地应用于血胸、气胸、脓胸的引流及开胸术后。

47. 术后为什么要留置胸管？

留置胸管用于排出气体和收集胸腔积液（胸水），观察胸腔内情况，推测肺内有无出血、漏气等情况，促进肺组织重新张开，从而达到预防肺部感染的作用，胸管还可以帮助平衡胸腔内压力，预防**纵隔移位**及肺脏受压。

纵隔移位：纵隔位于两侧胸膜腔之间，内含心脏及大血管、气管、胸腺等重要器官。在正常情况下，其位置基本固定，当一侧胸腔发生病变时，可导致胸膜压力不平衡，使纵隔向一侧移位或摆动，引起呼吸和循环障碍，使心脏、气管、神经等器官功能失调。

48. 胸腔积液是怎么产生的？

胸水又称胸腔积液。正常情况下，胸腔积液（1～30ml）存在于壁层胸膜与脏层胸膜所组成的一个封闭性腔隙中，起润滑作用，减少在呼吸活动过程中两层胸膜之间的摩擦，利于肺在胸腔内舒缩。肺癌术后，胸腔内吻合口在恢复过程中会产生积血积液。此外，肺组织切除后，肺部功能的不完整也使胸水的产生与排除无法平衡，最终产生了多余的胸水。

49. 胸腔积液是什么颜色的？

正常的胸腔积液一般是淡黄色、透明的液体。肺癌手术后胸腔积液开始为血性，以后颜色变为浅红色，不凝血；若引流量多、颜色为鲜红色或暗红色，性质较黏稠、易凝血则疑为胸腔内活动性出血；若发生乳糜胸，则胸水会呈现乳白色油状；大肠杆菌、厌氧菌感染等胸腔内感染则可能呈现脓性胸水。

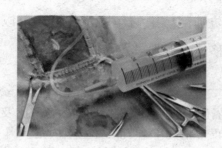

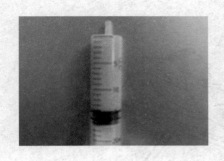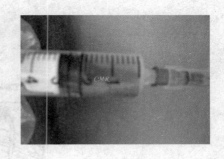

50. 胸腔积液是无用的"脏水"吗？

不是。胸腔积液是肺癌手术后胸腔内恢复情况的晴雨表，通过观察胸腔积液的颜色、性质和量可以及时发现手术吻合口和胸腔内的变化情况。若发生胸腔感染，可做胸腔积液细菌培养及时帮助找到感染原因协助治疗。

51. 留置胸管期间患者需要注意什么？

卧床期间应取半坐卧位，摇高床头，使床头支架与床边呈30°~45°，以便胸腔积液顺利排出；如需翻身，则只能向无胸管一侧翻身45°。患者坐起前应观察管路长短是否适宜、有无扭曲打折，并妥善固定。下床活动时胸瓶位置应低于引流口60cm以上，勿牵拉管路。若发生胸瓶破裂或导管从接口处脱落，应立即将脱开以上部分反折；若胸管从引流口处脱出，应立即用力压紧伤口处皮肤，避免气体进入，第一时间通知医务人员。带管期间患者若有呼吸困难或其他不适，也应立即告知医务人员尽快处理。

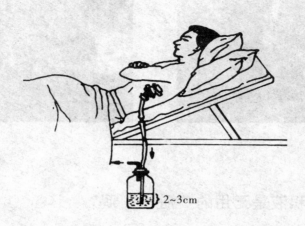

2~3cm

52. 手术后为什么会觉得头晕、恶心？如果出现头晕怎么办？

头晕、恶心是全麻后常见的不良反应，是麻醉药的副作用，其严重程度一般与患者体质有关。这两种症状在术后二三天即可自动消失，不用过于担心。头晕症状也有可能是由于术后的低血压、低血糖引起的，遵医嘱处理即可。

53. 如果出现恶心该怎么办？

首先术前应先放松情绪，避免进食产气食物，麻醉前 8~12 小时禁食，避免术后胃肠道胀气。如发生术后呕吐应坐起或头偏向一侧，及时清除口腔内呕吐物，避免呕吐物误吸入气管造成吸入性肺炎或窒息，并观察呕吐物的颜色、性状及量。呕吐后立刻漱口，避免口腔异味的不良刺激，并将呕吐症状及呕吐物性质告知医务人员，以便用药。

54. 什么是静脉留置针?

　　静脉留置针又称静脉套管针。核心组成部件包括可以留置在血管内的柔软的套管，以及不锈钢的穿刺引导针芯。使用时将导管和针芯一起穿刺入血管内，当导管全部进入血管后，回撤出针芯，仅将柔软的导管留置在血管内从而进行输液治疗。一根留置针一般可保留 72～96 小时，有效减少患者每天进行穿刺、同一天多次间断输液反复穿刺所带来的痛苦，柔软的针芯也让患者在带针时可以方便活动，大大降低了活动时针尖穿透血管使药液渗出的可能性。

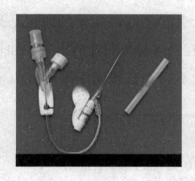 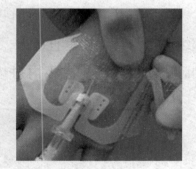

55. 静脉留置针留置期间有哪些注意事项?

　　留置针穿刺一侧肢体不可过度弯曲、提取重物、长时间下垂、剧烈活动等，在睡眠时不要压迫穿刺处血管，洗脸或洗澡时避免留置针周围的皮肤被水沾湿，保持穿刺点干燥，避免感染。穿刺点周围出现红、肿、热、痛或是出汗使贴膜卷边翻起时应及时通知护士做妥善处理。

56. 什么是压疮？

压疮又称压力性溃疡，俗称褥疮。压疮，是由于局部组织长期受压，发生持续缺血、缺氧、营养不良而致组织溃烂坏死。压疮易发生在骨隆突处，如骶尾部、坐骨结节、股骨大转子、足跟部等，常见于脊髓损伤的截瘫患者和老年卧床患者。

57. 压疮的发生与哪些因素有关？

（1）压力因素：①垂直压力：引起压疮最主要的原因是局部组织遭受持续性垂直压力，特别在身体骨头粗隆凸出处，如长期卧床或坐轮椅、夹板内衬垫放置不当、石膏内不平整或有渣

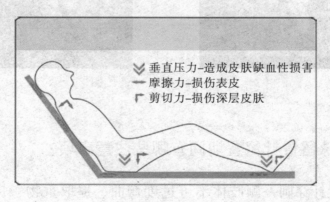

压疮三力的危害

屑、局部长时间承受压迫均可造成压疮；②摩擦力：当患者在床上活动或坐轮椅时，皮肤可受到床单和轮椅垫表面的摩擦，如皮肤擦伤后受到汗、尿、粪便等的浸渍时，易发生压疮；③剪切力：剪切力是由摩擦力与垂直压力相加而成。它与体位关系密切，例如平卧抬高床头时身体下滑，皮肤与床铺出现平行的摩擦力，加上皮肤垂直方向的重力，从而导致剪切力的产生。

（2）营养状况：全身营养缺乏、皮下脂肪减少、肌肉萎缩、受压处缺乏保护，如长期发热及恶病质等。一旦受压，骨隆突处皮肤要承受外界压力和骨隆突处对皮肤的挤压力，引起血液循环障碍出现压疮。

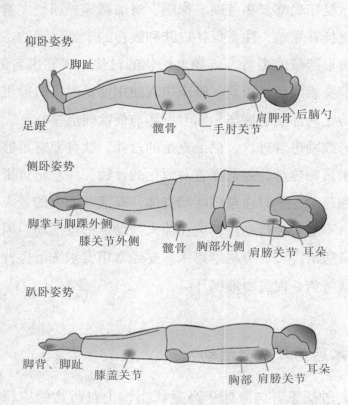

仰卧姿势
脚趾
足跟　　　髋骨　　手肘关节　　肩胛骨　后脑勺

侧卧姿势
脚掌与脚踝外侧
　膝关节外侧　　髋骨　胸部外侧　肩膀关节　耳朵

趴卧姿势
脚背、脚趾
　膝盖关节　　　　胸部　肩膀关节　　耳朵

（3）皮肤抵抗力降低：皮肤经常受潮湿、摩擦等物理性刺激，使皮肤抵抗力降低。

58. 如何预防压疮发生？

床铺要松软平整，经常改换卧床患者的体位，帮助患者翻身，一般每2~3小时翻身1次，必要时每1小时翻身1次，最长不超过4小时。翻身动作要轻柔，避免推、拖、拉等，以防擦伤皮肤。经常检查患者骨骼突出处以及受压部位，定期按摩全背或受压处，按摩时自上而下，压力由轻到重，再由重到轻，切勿擦伤皮肤。受压局部要垫气圈、棉圈、海绵垫等。尿便失禁的患者要及时更换其尿垫，注意保持皮肤和被褥的干燥、清洁。对使用夹板或矫形器械的患者，应加上松软的衬垫，观察患者的反应，随时调节夹板或器械松紧。卧床患者使用便盆时应协助患者抬高臀部，防止局部皮肤擦伤，同时臀部与便盆间应垫软纸、海绵或海绵垫。鼓励患者进食，保证充足的营养。饮食要有足够的蛋白质、维生素和热量，并选择容易消化的食物，注意每日摄入适量的水果和蔬菜。平时注意多活动身体，有活动能力的老人不要睡卧过多。不能单独行动者，应在他人帮助下适度活动。因病卧床者，一旦病情许可，应尽早离床。要经常用温水洗浴擦背，保持患者皮肤清洁，促进血液循环。

59. 手术后为什么要活动？

（1）肿瘤患者血液处于高凝状态，止血药物的应用、长时间手术和全身麻醉、术后因疼痛和虚弱造成的长期卧床都会诱发深静脉血栓的产生。行胸部手术时和术后 48 小时内小腿腓静脉内最易形成血栓，这类血栓大部分会在活动后消失。活动可促进静脉回流，减少血流淤滞，降低血栓产生的可能性。

（2）术后卧床的患者，早期常会出现没有食欲、消化不良、便秘等不适。这些都与术后缺少活动密切相关，活动可以帮助消化功能的恢复，促进消化和吸收。

（3）适量的活动可以保持良好的肌肉张力，增强全身活动的协调性。

（4）防止压疮形成：久卧在床的患者，着床一面的皮肤，尤其是骨突位置，如枕后、肩胛骨、骶尾部、脚跟等，会有形成压疮的危险，尤其是瘦弱的患者。一旦形成压疮，愈合是一个漫长的过程。所以多变换体位、增加活动量，可以大大减少形成压疮的危险，避免使同一位置受力过久。

（5）活动还有助于缓解心理压力，促进松弛和睡眠，生活上自理能力的恢复也会给患者带来无形的积极暗示。

60. 手术后为什么不能让很多亲友来探视?

手术后的患者丢失大量体液血液、营养摄入不足、免疫力下降，院外人员将细菌带入病房，易引起感染，影响医生、护士进行无菌操作的环境。另外术后患者身体多虚弱，不宜进行过多交谈，以免消耗体力，若引起情绪波动，也影响患者做康复治疗。

61. 手术后可以开窗通风吗？

可以，最好一天两次进行开窗通风，每次至少半个小时。开窗通风能够有效改善病室内的空气质量，清新的空气也能让患者更加舒适，心情愉悦。

62. 手术后可以翻身吗？

手术当日不可翻身，回病房时需先保持平躺，4~6 小时后抬高床头 30°~45°。术后第 1 天起可向健侧也就是无胸管一侧 45°翻身，不可使胸管扭曲、打折。

63. 什么是排气？手术后多久会排气？

排气俗称放屁。手术中由于麻醉药的使用及术后卧床制动，使胃肠蠕动减弱，故机体不能正常排气。术后第 3~4 日肠道功

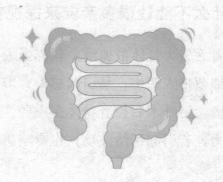

能恢复，患者开始排气。

64. 如何能促进排气？

促进排气的方法多种多样，较为常见的是术后早期活动及腹部按摩两种方式。患者在术后可采取平卧-坐卧-床上运动-下床活动的顺序进行。例如，术后 6 小时患者开始半卧位，家属可协助患者做四肢各个关节的运动。术后第 1 天在床上休息和活动，可以进行床上抬臀运动，方法为患者平卧位，两腿屈曲，双手撑在床上，用力将臀抬起，坚持 5~10 秒放下，如此反复。但需注意，若患者有休克、心力衰竭、极度虚弱等情况，或有制动要求的患者，则不应早期活动。

腹部按摩对胃肠道是一种机械刺激，能增强肠蠕动，促进排便。术后 6 小时患者可在家属的帮助下以脐为中心（避开切口）顺时针按摩腹部，操作由轻到重，以患者能耐受为度，速度适中，每次按摩 10 分钟，2 次/日。

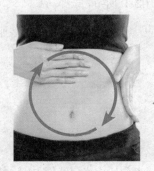
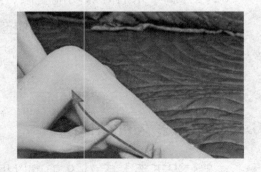

65. 手术后为什么要心电监护？

由于麻醉的刺激、手术吻
合口的影响，刚刚手术返回病
室的患者生命体征还处在不稳
定的状态，所以需要随时监
测。心电监护仪可以正确监测
患者的心律、心率、血氧饱和

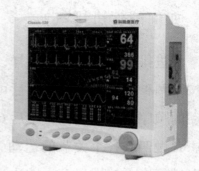

度、血压、呼吸等变化，动态评价病情变化，为临床治疗提供
依据。

66. 手术后为什么要吸氧？

（1）开胸手术多为全身麻醉，全麻术后早期患者有呼吸遗
忘，呼吸肌功能未完全恢复，吸氧有助于提高血氧饱和度。

（2）开胸手术后呼吸功能受限，肺功能下降需要吸氧。

（3）大手术容易造成机体的应激反应，患者肺功能受影响
较大，应当吸氧。

67. 手术后多久可以拆线？

一般情况下手术后 7~9 天可以拆线，医生也根据伤口的恢
复程度视情况而定。

68. 手术后多久可以洗澡?

手术后只要伤口愈合良好,伤口结痂并自行脱落的情况下,拆线后1周左右就可以洗澡了。关键看伤口恢复的情况,如果伤口仍有红肿则不能沾水。此时最好淋浴,不要用力摩擦揉搓手术切口处。伤口没有愈合的时候,不宜使用刺激性浴液或香皂,最好用清水冲洗。

69. 手术后多久可以上班?

这要视自身工作的劳动强度和身体恢复的情况而定,不同的手术方式身体内部的吻合口创面大小也不同,最好是术后定期做复查,听取医生的意见。

70. 出院后需要注意什么?

(1)戒烟:手术后患者要严格戒烟,更要远离吸烟者,避免吸入二手烟。保持口腔卫生,除每天刷牙外还要经常漱口,防止口腔疾患。

(2)空气污染也对肺部健康有影响,远离呼吸道刺激物,如灰尘、烟雾、油烟、尾气、雾霾,屋内多通风,保护余肺功能。

(3)短期内避免接触喧闹嘈杂的环境:术后免疫力有所下

降，接触过多人群意味着接触更多菌群，增加了术后感染并发其他疾病的概率。

（4）康复锻炼：进行术侧肩部关节及呼吸功能的锻炼，促进术后肢体功能和肺功能的恢复，但要注意循序渐进，避免过度疲劳。

（5）保证充足的睡眠时间，生活作息要规律。

（6）饮食：养成良好的饮食习惯，进食高蛋白、高热量、高维生素易消化的清淡饮食，过咸过甜、辛辣刺激的饮食都会促使呼吸道分泌痰液。

（7）复查：出院时向主管医生询问复查时间，一般是术后3个月进行第1次复查。如果离院后出现咳嗽加重、体重减轻、肩背部疼痛、疲乏、咯血、发热等情况要随时就诊。

71. 出院后如何预防感染？

（1）出院后应为患者提供良好的环境：不要让太多亲友探视，避免外来人员带来细菌，保证有充分的休息和睡眠时间。

（2）加强营养摄入：良好的体质才是抵抗感染的最佳防御屏障，摄入高蛋白、高热量、高维生素饮食，增强机体的免疫力也可以促进伤口愈合。不吃辛辣刺激的饮食，忌烟酒，糖尿病患者应注意低糖饮食。

（3）关注体温的变化：体温持续过高有时是提示伤口发生了感染，此时应首先考虑物理降温，防止由于发热引起的过多损耗患者的体能，然后尽快就医查明发热原因，及时治疗。

（4）术后要保持伤口清洁干燥：出院后还未拆线的患者，发现伤口有渗血、渗液时要及时回院换药，伤口还未愈合前尽量不要沾水，不要大力揉搓。

（二）内科治疗及护理

72. 什么是化疗？

化疗是化学药物治疗的简称，是用化学合成药物治疗肿瘤及某些自身免疫性疾病的主要方法之一。化学药物有较大的不良反应，好似中医的"以毒攻毒"。化疗药物能破坏癌细胞的分裂和自身繁殖，使其受破坏而最终死亡。

73. 新辅助化疗是什么？

新辅助化疗是指在实施手术治疗或放疗前采取的全身化疗。化疗的目的是使肿瘤缩小、杀灭微小的或看不见的肿瘤病灶，有利于患者在化疗后更好地进行手术治疗和放疗。

74. 化疗前应该注意哪些事项？

在接受化疗前要注意休息，保障充足的睡眠，避免劳累和熬

41

夜，休息不好可能直接影响患者对化疗药物的耐受性，加重药物的不良反应。同时要增加营养，保证有充足的体力、精力，使药物的作用达到最大化。对化疗不清楚的事情要与医生多沟通咨询，积极配合医生完成治疗。

75. 化疗有哪些给药方法？

常用的化疗给药方法有口服、皮下注射、静脉注射、肌内注射、胸腔注射、盆腹腔灌注、介入化疗等多种给药方法。通常是使用3~4种药物进行联合化疗。

76. 什么是化疗方案和化疗周期？

针对肿瘤类型、患者身体状况、既往治疗情况为患者选择合适的治疗形式。一种或多种化疗药物联合应用称为化疗方案。周期就是循环给药的过程。化疗方案有每周、双周、3周或4周给药方案。

77. 化疗有什么不良反应？

化疗可产生不同程度的不良反应，如恶心、呕吐、发热、口腔炎、腹泻、便秘、静脉炎、**骨髓抑制**、脱发等。不良反应的程

骨髓抑制：化学治疗和放射治疗等抗肿瘤方法对骨髓的影响，导致骨髓中的造血干细胞活性下降。

度是与药品种类及剂量密切相关，还与患者对化疗的心理作用有一定的关系。

78. 如何减轻化疗导致的恶心、呕吐？

恶心、呕吐是最常见的化疗不良反应。接受化疗前医生会给予必要的止吐药物缓解症状。化疗过程中家属给患者准备清淡饮食，如米粥、咸菜、蔬菜、水果等，避免油腻食品，如骨头汤、甲鱼汤以及味道过重的食品。不宜进食过饱，少食多餐，细嚼慢咽，口含陈皮、话梅、姜片可减轻恶心反应。松弛疗法（如静坐、听音乐等）也有助于减轻恶心程度。

79. 化疗后出现腹泻该怎么办？

除医生给予相应治疗外，出现腹泻时要补足水分（每日7~8杯水）。多进食粥或汤类食品。多吃含高钠高钾的食品（橙子、桃子、杏仁、煮熟的土豆等），避免奶制品、香蕉等胀气食品，避免芹菜、韭菜等粗纤维食品。饮食清淡，少食多餐。若排便频繁，持续腹泻引起虚脱，及时报告医生护士。排便后要轻轻擦拭肛周，保持皮肤清洁，保持衣、被干燥。

80. 化疗时出现便秘怎么办？

化疗后患者会出现粪便干燥，可能与使用止吐药物有关。如药物性便秘不严重，止吐药停用后便秘就会逐步改善。严重的便秘可以使用缓泻剂或开塞露辅助排便。化疗期间，若出现便秘症状，应多饮水（果汁、蜂蜜水最好）或进流食，多进食水果蔬菜及粗粮，适量运动。

81. 化疗药物对骨髓的影响有哪些？

多数化疗药物会使全血指标（如白细胞、红细胞数）下降。白细胞数偏低，会使患者容易发生感染。红细胞数偏低，会使患者感到疲劳和昏昏欲睡。若血小板太少，很容易出血。

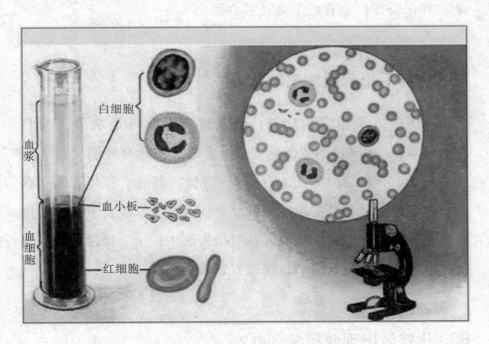

血浆

血细胞

白细胞

血小板

红细胞

血液的组成

82. 出现白细胞减低后应该注意什么？

白细胞的减低意味着患者感染的发生概率增加了，免疫力降低了。此时应注意：

（1）减少外出，避免或减少去人群聚集的公共场所，外出时戴口罩。

（2）养成良好的卫生习惯，勤洗手。勿进食生冷、不洁的食物。不要暴饮暴食，出院休息期间不要饮酒和吸烟。

（3）养成健康的生活习惯，适当锻炼。但是不要运动量过大，可以在公园做深呼吸和健身气功，活动轻、慢，避免因受伤而增加感染机会，延误下周期的治疗。

（4）监测血象变化，必要时用升血药。给予升血针后可能会出现发热、全身肌肉骨骼疼痛等不适，如出现此类症状应告知医生，给予相应处理减轻不适。

（5）注意严密监测体温变化，如有体温高于37.5℃时应联系医生，遵照医生意见给予处理。

（6）天气寒冷时注意保暖，避免感冒。夏天减少在空调房停留的时间，如需待在空调房中，房间温度要保持在27℃左右。

（7）增加营养，多吃一些能升白细胞数、增强机体免疫力的食物，如蜂王浆、牛羊肉，喝有营养的汤类。

83. 出现血小板减少时怎么办？

人体血小板计数的正常值（100～300）×10^9/L，低于 5 万时会有出血的危险。住院时可静脉输注血小板，要注意：

（1）食物宜软，易消化，温度不宜过高，可以选择流食或半流食，避免进食骨头、鱼刺、粗纤维等较硬的食物，以免划伤胃肠道。

（2）剪短指甲，以免划破皮肤。避免抓挠、剔牙、抠鼻等。穿刺拔针后加长按压时间。

（3）定期检查血象变化。

（4）观察尿便颜色，注意有无消化系统和泌尿系统出血，女性月经期注意月经量，如有异常及时告知医护人员。

（5）如出现视物模糊、头痛、头晕、呕吐等不适提示有颅内出血的可能，应立即通知医生。

（6）避免磕碰。不要做剧烈的健身运动，女士在此时期避免穿高跟鞋，以免发生崴脚，造成皮下出血。

（7）避免接触利器，如水果刀、剪子、针等，不宜使用电动剃须刀。

（8）食用易消化的食品，少食用粗纤维的食品，如粗粮、粗纤维的蔬菜（芹菜、韭菜），多饮水，避免粪便干燥，造成肛裂出血。

（9）使用软毛牙刷，不要用牙签、牙线剔牙，避免牙龈出血。

84. 化疗药物对口腔有什么影响？

接受化疗后患者可能会出现口腔黏膜炎和口腔溃疡，严重影响患者进食，造成营养及入量不足，不能顺利完成下周期的化疗，所以不能忽视口腔溃疡的发生，要及时寻求治疗。还有些化疗药物会使味觉改变，例如口咸、口苦，或有金属味。化疗结束后，味觉会逐渐恢复正常。

85. 如何减轻口腔溃疡的疼痛？

化疗后引起的口腔溃疡多在用药后 5~10 日发生，轻者需要进食后使用盐水或漱口水漱口，3~4 周内好转。重者需要告知医生，经过检查做相应的处理。

（1）保持口腔卫生，每餐后仔细清洁口腔。多漱口，有些漱口液可以帮助溃疡愈合。

（2）使用软毛牙刷刷牙可减轻口腔疼痛。

（3）若戴义齿，每餐后应将义齿清洗干净。

（4）避免刺激性食物，如烈性酒、辛辣食物、葱蒜、醋或过咸味的食品。

（5）可以使用集落刺激因子加到水中漱口以促进伤口的愈合。

（6）疼痛厉害时还可以使用麻醉药镇痛，如口腔溃疡贴、丁卡因糖块等，帮助进食。

（7）多喝水，每日至少喝 1.5 升水，6~8 杯，保持口腔湿润。也可用凡士林或润唇膏保持嘴唇湿润。

86. 化疗药物对皮肤有哪些影响？

有些化疗药物会对皮肤产生损害，例如，输注化疗药后出现干性脱皮、水疱、瘙痒、湿性皮炎、溃疡等症状，严重者会出现剥脱性皮炎和坏死。若出现皮疹，禁止抓挠，避免皮肤发生感染。患者可遵医嘱涂抹止痒乳剂或炉甘石洗剂，最好不要使用含有激素类的膏剂，减少出现色素沉着的机会。在清洁皮肤时建议使用中性、温和且不含皂碱的清洁产品，如儿童使用的沐浴露。宜使用温水洗澡，避免过热的水及洗澡时间过长，禁止泡澡。停药后此类皮肤症状会慢慢消退。

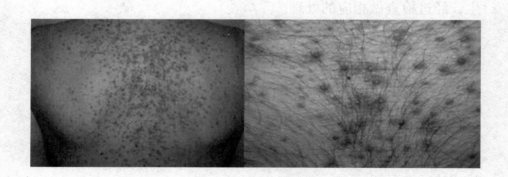

87. 化疗后出现手脚麻木怎么办？

化疗药物引起的神经毒性发生率约 60%，严重神经症状约4%。主要影响感觉神经（痛觉、温度觉），表现为麻木及感觉异常。其中，应特别关注植物碱类的药物。此类药物引起的神经毒性反应遇冷加重。此外，患者住院期间可以遵医嘱静脉补充营养神经的药物，回家后可口服同类药物缓解相应症状。活动时，最好穿旅游鞋或软底鞋，应注意预防摔倒。生活中应远离刀、剪等锐器。家属要检查洗澡水温，避免水过热烫伤皮肤。

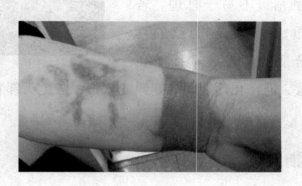

88. 化疗期间和结束后为什么要多喝水？

化疗期间，为了促使残留药物排出，减少对肾脏和膀胱的毒性，患者应多喝水。另外，因为化疗可能导致频繁呕吐，造成脱水，多喝水有利于补充身体所需。

89. 化疗会脱发吗？发生脱发了怎么办？

脱发是化疗药物常见的副作用，是由于化疗药物对头发内毛囊细胞损伤作用引起的，表现为不同程度的头发脱落，甚至体毛、睫毛也会脱落。但在化疗停止一段时间后毛发会重新长出，有时重新长出的头发会比原有头发更黑或发生卷曲等变化。洗发

49

时，可采用中性温和的洗发用品，使头发、头皮免于干燥。并且要减少梳头的次数和力度，以延迟脱发发生的时间。若已出现脱发症状，可用发网或软帽包住头发，以免头发洒落，不易于打理。若脱发较严重，也可根据自己的喜好，选择合适的假发或选择漂亮

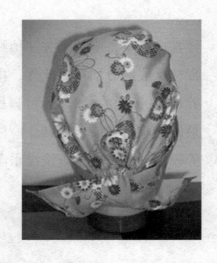

的帽子佩戴。但在化疗期间最好佩戴软帽，避免头部着凉。

90. 化疗期间可以上班吗？

不同患者对化疗的反应不同，如果化疗期间患者药物不良反应较轻，且工作强度要求不高，可以上班。因化疗期间患者免疫力低下，故应避免强度较大、室外环境的工作。此外，还应保证充足的睡眠和休息，有利于免疫力的提高。

91. 什么是靶向治疗？

靶向治疗是指药物进入人体内会特异地选择分子水平上的某一位点结合而产生治疗作用，从而使肿瘤细胞特异性死亡。不会或很少累及正常的机体组织。其特点为定位准确、高效、低毒，是一种理想的肿瘤治疗方法。

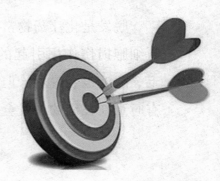

92. 什么是肿瘤免疫治疗？

肿瘤免疫治疗就是设法通过调动人体各种防御因素，提高身体的免疫力，尽可能消除手术或化疗后残存的肿瘤细胞，防止肿瘤的复发和转移的治疗方法。

93. 使用升血药物会出现哪些反应？

患者接受化疗后，会出现骨髓抑制。医生通常会依据症状的严重程度开具口服或注射的升血药物。口服升血药在使用中没有过多不良反应，患者按照药品使用说明服用即可。注射针剂则会出现骨痛等不良反应，且随剂量增加其发生率也会提高。此外，还可能出现发热、头痛、乏力、肌肉关节疼痛、皮疹、心悸等症状，严重者甚至出现低血压、水肿、过敏和呼吸困难等不良反应。

94. 怎样减轻升血针剂引起的疼痛？

使用升血针剂出现肌肉关节疼痛时，可遵医嘱口服镇痛药物以缓解疼痛，调整用药剂量可减轻疼痛症状。

95. 化疗周期中的休息期应该注意什么？

化疗出院回家要注意：

（1）维持合理体重：在保证身体营养的同时，要调节好化疗后的体重增加。研究数据显示50%的患者在化疗6个月后体重增加，其主要原因是食用过多高脂食物，以及化疗期间疲劳不想运动造成。建议患者在化疗期间做进食记录，提醒自己不要过量饮食。若体重已经增加，最好在化疗结束后再减重。

（2）生育问题：患者可能因为化疗而影响到生育功能，以致短暂甚至终身不育。宜与伴侣一起和医生商讨解决方案。部分女性患者接受化疗时会出现月经紊乱的症状，但用药结束后恢复正常。但也有部分患者从此绝经，以致不育。

（3）休息与活动：患者应保证足够的休息与睡眠，避免劳累或室外工作。同时，也应适当坚持体育活动：每天应进行1小时的有氧运动，例如散步、慢跑等运动。

（4）营养补品：化疗休息期一般不必食用营养补品，正常饮食和入量即可满足身体所需营养，但应注意禁止饮酒和吸烟。

（5）化疗后的第10~15天是血象最低的时间，应遵医嘱按时查血。白细胞、血小板等如果低于正常值时应该及时联系医生给予处理。

96. 化疗必须要做深静脉置管吗？

化疗药物在使用中根据药物对静脉的损伤可以分为发疱类和非发疱类化疗药物。使用发疱类药物会对外周静脉（手背、足）有刺激，轻者出现局部疼痛；若发生化疗药物外渗，甚至可以造成局部组织坏死。如果在关节处可以造成关节僵硬、活动受限。

所以中心静脉导管是输注发疱类药物最明智的选择。非发疱类药物的不良反应相对较轻，可以选择外周静脉进行输注，但最好还是通过中心静脉导管输注。

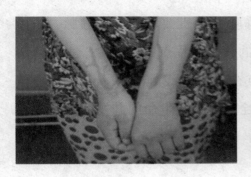 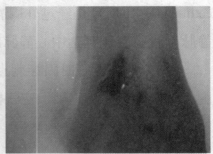

97. 什么是中心静脉导管？

经外周静脉如上肢、颈部、下肢等进行穿刺置管，导管尖端位置到达位于上腔静脉下三分之一与右心房连接处，此类管路称为中心静脉导管。目前在临床上经常使用的有经外周静脉置入中心静脉导管（PICC）、输液港（PORT）和中心静脉导管（CVC）。

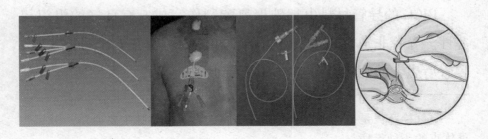

98. 什么是 PICC？

外周置入中心静脉导管（peripherally inserted central venous catheters，PICC）是经过外周静脉（如贵要静脉、头静脉、正中静脉）进行穿刺到达中心静脉的管路。优点有：

（1）PICC 置管时因穿刺点在外周表浅静脉，不会出现血气胸、大血管穿孔、感染、**空气栓塞**等威胁生命的并发症，且血管的选择范围较大，穿刺成功率高，穿刺部位肢体的活动不受限制。

（2）可减少因反复静脉穿刺给患者带来的痛苦。

（3）因导管可直接进入上腔静脉，避免化疗药物与手臂静脉的直接接触，加上大静脉的血流速度很快，可以迅速稀释化疗药物的浓度，防止药物对血管的刺激，减少液体渗透压或化疗药物造成的局部组织疼痛、坏死、静脉炎等。因此能够有效保护上肢静脉，减少静脉炎的发生，减轻疼痛，提高患者的生活质量。

99. PICC 可以保留多长时间？

PICC 的导管材料由特殊聚氨酯制作完成，有良好的组织相容性。导管非常柔软，不宜折断，在体内可留置 6 个月至 1 年，置管后患者的生活习惯基本不会受到影响。

空气栓塞：是指空气进入血循环至肺，阻塞肺动脉主要通路，引起严重休克的一种疾病。

100. 携带 PICC 出院有哪些注意事项？

（1）手臂活动幅度不能过大或太剧烈，防止导管脱落或断裂。

（2）带有导管洗澡时尽量使用淋浴，不宜盆浴和游泳，淋浴前要用保鲜膜缠绕 2~3 圈，上下用胶布贴紧以保护贴膜不受潮，有条件的患者洗完澡后应该更换敷料，以免发生感染。

（3）睡觉时要避免挤压置管侧手臂的睡眠姿势，避免长时间压迫置管手臂造成肿胀。

（4）平时不要穿衣袖过紧的衣服，先穿置管侧衣袖，后脱置管侧衣袖，以防过度牵拉手臂。内衣尽量穿纯棉浅色长袖，以免局部敷料受到染色。

（5）置管侧手肘可弯曲>90°，但避免反复弯曲；置管侧手臂可反复做握拳动作；避免该侧手臂提过重物品（≤5 斤，2500g）；避免做持重运动，如引体向上、俯卧撑、举哑铃等。

（6）外出时保护好局部，避免损伤导管或将导管拉出体外。可用丝袜或网套剪 20cm 长的一段做成袖套套住导管，可穿长袖上衣或使用护肘用具。

（7）在日常生活中一般性家务劳动都可以完成，但是避免用力拧搓衣服。

101. PICC 多长时间需要维护一次？

每星期进行一次冲封管和敷料更换，应返回医院由专业护士进行维护（皮肤消毒、冲洗导管、更换辅料及可来福接头、测臂围等）。到医院维护导管时应携带《PICC 导管宣教手册》，以便通过《PICC 导管宣教手册》记录了解当前导管情况、判断导管是否有脱出、手臂是否有肿胀。如果固定导管的贴膜松动或有卷边时要及时更换贴膜，以防止导管脱落或置管处皮肤出现感染。

102. 什么是 CVC？

中心静脉导管（centralvenous catheter，CVC）是将导管经颈部皮肤穿刺进入中心静脉，主要穿刺部位有颈内静脉、锁骨下静脉、锁骨上静脉，导管尖端到达上腔静脉。股静脉置管的穿刺点在股（大腿）根部，将导管尖端插入到下腔静脉并保留。但是目前股静脉置管不是常用部位。

103. CVC 多长时间换药？

CVC 为中短期导管，因为该导管的长度比 PICC 短一些，容易发生脱管现象。此导管为末端开口式导管，容易发生堵管现象。在化疗间歇期要按时到医疗机构进行导管换药、导管冲洗，常规要求每周更换敷料 2 次，输液接头每周更换 1 次。患者及家属也应该随时观察导管有无回血现象、固定导管的贴膜是否松动、卷边和贴膜内有无水气。如有以上问题发生应该及时回医院进行专业维护导管并更换敷料。非医务人员禁止更换敷料。

104. 带 CVC 回家应该注意哪些问题？

携管回家期间可以从事日常工作、家务劳动和体育锻炼，但需避免该侧肩胛及手臂的过度负重（所提物品≤5斤，2500g），不要做重力提拉、引体向上、扩胸运动、举重及剧烈运动，以防导管脱出或脱落。避免外物撞击带管部位，同时不可牵拉撕扯透明贴膜。睡眠时尽量平卧或卧于置管对侧，以免压迫导管引起导管扭曲、受压变形或脱落。勿让孩子玩弄导管，防止脱出。患者宜穿圆领或开胸式棉质柔软上衣，避免穿紧身及高领上衣，穿脱衣服动作轻柔，避免牵拉导管。洗澡时最好淋浴，不要盆浴，洗澡后应该更换敷料，避免穿刺针眼因为潮湿发生感染。

105. 出院后怎样观察导管的情况？

PICC 和 CVC 都要随时观察：

（1）固定导管的敷料有没有卷边和松脱。

（2）敷料下面有没有水珠或者潮湿。

（3）穿刺口有没有渗血或分泌物。

（4）固定导管的敷料下面有没有皮疹。

（5）置管侧手臂有无肿胀。

（6）导管内有无回血。

（7）导管外露长度有无变化。

如果有上述状况出现应该及时回到医院进行导管维护，切忌自行处理。

106. 什么是输液港？

植入式输液港（PORT）是一种植入皮下并且可以长期保留在体内的静脉输液装置。适用患者需要长期或反复静脉输液者。例如：需要多周期化疗、长期静脉输注高营养、高渗或强酸、强碱会损伤浅表静脉的药物。输液港的导管常用部位是上腔静脉，此处血液流量较大，可以快速稀释药物、营养液、血制品。减少或避免血管因刺激而导致静脉硬化或坏死。输液港的功能与我们经常提及的港口类似，是静脉治疗的"港口"故称为输液港。

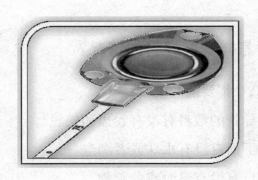

107. 输液港是怎样植入患者体内？有痛苦吗？

需要通过一个小手术植入输液港，一般在手术室内完成。患者在局部麻醉下，医生通过血管穿刺或者切开的方法，将导管的一端放置在患者的中心静脉内，将另一端与注射底座连接，注射底座放置在平坦部位的皮下，常用部位是前胸部位。此项操作是在局部麻醉下进行，患者不会感觉很痛。

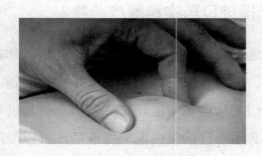

108. 输液港能保留多长时间？不需要时可以拆除吗？

根据患者治疗的需要可以长期保存。治疗休息期要按照专业护士的指示定期冲洗，保持清洁以避免发生感染。全部治疗结束后与患者的医生联系，移除输液港并不复杂，通常在很短时间即可完成。

109. 化疗后练习气功可以吗？

化疗后适当进行一些体育锻炼很有必要的。气功是养生保健的锻炼方法。不论是哪种气功都是强调要放松情绪和身体，注重呼吸和全神贯注，而且要持之以恒，不要"三天打鱼两天晒网"，持久坚持才能发挥作用。在练习气功的同时还可以结识新的朋友，减轻心理压力，调节心情和兴趣。但是在选择气功练习

59

时要选择动作幅度较小，难度不大的气功，不要选择体力要求较高、动作复杂的气功，以免增加身体负担，适得其反。

110. 如何选择进口药物和国产药物？

选择使用进口药物还是国产药物确实是患者和家属面对的比较困难的问题，一个是价格问题，一个是疗效问题。某些化疗药物和靶向治疗药物价格确实比较昂贵。但不管是进口药物还是国产仿制药物都必须经过国家药监局批准后才可以使用，只要药物成分一致，作用也是相同的。选择时可以根据自己经济状况和医生的建议来决定。

111. 肺癌骨转移患者如何家庭护理？

骨转移所致的疼痛是很严重的。可遵医嘱使用一些镇痛药、中药等缓解症状。在家庭的护理中要注意：

（1）在日常生活中动作要轻柔，禁止剧烈运动。

（2）选择穿软底鞋，不要穿高跟鞋。

（3）睡硬板床。

（4）出现肺癌骨转移患者注意要严防骨折的发生。发生病理性骨折会加重疼痛，很难愈合，如果骨折发生在椎体上则可能损伤脊髓，造成肢体瘫痪。手术对病理性骨折的内固定操作难度大，对患者的生活质量影响也很大。

112. 骨转移患者为什么要睡硬板床？

　　肺癌患者发生了骨转移现象，特别是腰椎、胸椎的转移，在住院期间和回家修养期间都要睡硬板床。席梦思床垫较软，腰椎、胸椎转移的患者睡在上面很容易造成胸、腰椎骨折，轻者影响活动，重者可以造成下肢瘫痪，给患者带来极大的痛苦，加大了家庭护理的难度。所以对腰椎、胸椎转移的患者在卧床时不要用力翻身，要坐起来后再翻身。患者翻身时需要俩人同时帮助，一人双手托住后背、一人双手托住臀部和腘窝部位。在护理骨转移的患者时要细心，动作轻柔，避免二次伤害。

113. 出现骨转移的患者怎样进行锻炼？

　　肺癌患者经过手术、化疗、放疗等多种治疗后，体质一般比

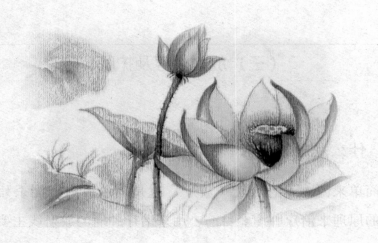

较虚弱。特别是又出现骨转移后卧床时间会更长一些。如果不注意活动就可以出现肌肉萎缩，器官功能减退、生活质量下降、免疫力下降。参加适当的体育锻炼是很有必要的。最适合的锻炼方法是进行散步、慢跑、太极拳、气功等运动。

（1）散步：散步时要调整呼吸，呼气长于吸气，改善通气状况、增强心肺功能。活动场所应选择在公园、林中。避免在人多、车多的地方活动。

（2）慢跑：要求穿运动鞋跑步，在平整的场所活动。不要进行快跑和猛跑，避免出现崴脚和骨折。

（3）太极拳：掌握好运动量，以精神好转、食欲增加、睡眠较好为运动的合适标准，练习时间在 30 分钟内，不要过度疲劳。

（4）气功：应选择动作幅度较小、动作缓慢的练习。如抗癌明星们组织的抗癌乐园推荐的健身气功，符合病后康复者的运动。避免做大幅度的扩胸、踢腿、打球的运动。

（三）放射治疗及护理

114. 什么是放射治疗？

简单来说，放射治疗（放疗）就是利用放射线能杀死肿瘤细胞的原理来治疗肿瘤。目前，用来治疗肿瘤的放射线主要有高能量的 X 线、电子射线（β 射线）以及最常用来做近距离治疗的 γ 射线。这种治疗方式是通过射线进入肿瘤内部损伤肿瘤细胞核内的 DNA，使肿瘤细胞死亡，从而达到治疗肿瘤的目的。

115. 放疗的流程是怎样的？

放疗是一个系统工程，需要做大量的工作。一般把整个放疗过程分成三个阶段：第一阶段为准备阶段；第二阶段是放疗计划设计阶段；第三阶段是放疗的执行阶段。

116. 放疗过程中有痛苦吗？

放疗每次治疗时间 10 分钟左右，患者没有什么感觉。在放疗开始前，技术员会为患者进行治疗摆位，患者要尽量放松。摆位后患者会单独留在治疗室内接受放疗，技术人员在隔壁房间，通过闭路电视仔细观察治疗情况，患者可以通过对讲机和治疗技术员通话，技术员会立刻根据患者需求进行帮助。

117. 放疗前家属需要做哪些准备？

（1）患者家属要保持镇定，心态平和，承担起家庭的责任，体现出负责任的态度，让患者感到有家人在，什么病痛都能战胜。

（2）要营造良好的亲情氛围，使患者能够感受到亲情的温暖，多多鼓励患者，建立战胜疾病的信心。

（3）消除患者的心理负担，能够以全部的精力去治疗疾病。

（4）保证患者的营养支持。治疗过程中保持体重非常重要，这要求患者有足够的营养补充以获得充足的体力。由于放疗反应常会影响食欲和进食，所以给患者做些喜欢的口味、容易吸收和消化、高蛋白的食物非常重要。营养方面需要保证一定量的肉、蛋、奶和蔬菜，变换些花样即可，要避免越贵越好的误区。

118. 放疗期间外出应注意什么？

照射区域皮肤非常敏感，应避免强烈的阳光暴晒，患者在外出时应注意防晒（遮阳伞）。冬季寒冷注意保暖，防止受凉。放疗后照射区域皮肤会比以前脆弱得多，需要长期特别的呵护。

119. 放疗期间可以进行体育锻炼吗？

放疗期间，患者可以根据自己的身体条件和爱好进行适当的活动，不建议进行剧烈的运动。消耗大量体力不利于治疗的顺利完成和身体健康。

120. 在肺癌放疗过程中，会出现放射性肺炎，有什么防治方法？

放射性肺炎是由于肺部或胸部其他部位肿瘤在放疗过程中，放射区域内正常肺组织受到损伤引起的炎症反应。

一旦发现放射性肺炎，应立即使用肾上腺皮质激素控制炎症，急性期可用泼尼松每天 30~60mg，待症状消失后逐渐减量，疗程视病情而定，一般 2~4 周。给予氧气吸入以改善低氧血症。如伴细菌感染，选用有效抗生素，控制感染。镇咳、解热药的辅助治疗十分重要，也可使用清热解毒、宣肺止咳的中药进行调理。同时应注意饮食，不吃助湿生痰和辛辣的食品，如芋艿、山芋、辣椒、葱、姜、胡椒、韭菜等，不能吸烟喝酒，也不能吃太油腻的东西。

121. 什么是急性放射性皮炎？

放疗期间，照射区域皮肤因射线影响会出现一定的放疗不良反应。其反应程度与照射剂量、照射面积、部位及个体差异等因素有关。一般在放疗开始 2~3 周出现，接受治疗范围的皮肤和晒太阳后反应一样，会变红，出现干燥、发痒、轻微红斑，毛发会有脱落。随放疗时间的延长，症状会逐渐加重，如色素沉着、干性脱皮、红斑区皮肤疼痛；部分患者发展为皮肤皱褶处出现湿性脱皮。在放疗开始前，医务人员会向患者介绍照射区皮肤保护的相关知识，帮助患者减轻放疗不良反应，度过反应期。

122. 如何保护放疗照射区域内的皮肤？

（1）保持皮肤清洁干燥，减少摩擦和理化刺激。可用温水温柔清洗；不能使用碱性肥皂或刺激性洗涤用品，更不能用力搓洗。

（2）为了减少对照射区域皮肤的摩擦和刺激，建议患者放疗期间穿柔软宽松、吸湿性强的纯棉类内衣；避免穿质地粗糙及化纤类衣物。头颈部接受放疗的患者，上衣最好穿无领开衫，不要穿硬领衬衫，男士不要打领带，便于穿、脱，保护颈部皮肤。

（3）照射区域避免使用酒精、碘酒、胶布及化妆品；不能使用冰袋和热水袋，避免冷热刺激。

（4）充分暴露照射区域的皮肤，不要覆盖或包扎，出现局部搔痒不要抓挠，避免人为因素加重反应程度。医生会根据具体情况指导患者用药。

（5）剃毛发时，使用电动剃须刀，不要撕剥皮肤上的脱皮或结痂，避免造成局部损伤。

（6）出现皮肤色素沉着不需特殊处理，放疗结束后皮肤颜色会逐渐恢复正常。

123. 出现放射性皮炎后怎样应对？

（1）症状：皮肤瘙痒，出汗少，暗色红斑，干性脱皮。

护理措施：局部用薄荷淀粉，起到清凉止痒作用，不用手抓挠，以免造成损伤。保持皮肤清洁干燥。

（2）症状：鲜红色斑，水肿，皮肤破损湿性反应。

护理措施：①局部涂复方丁卡因乳剂，每日4~6次，清凉止痒、缓解疼痛症状。减轻局部炎性反应，促进皮肤愈合。局部充分暴露，不包扎不覆盖。②金因肽局部喷涂，加速创面愈合。③密切观察局部皮肤反应变化，必要时应用抗生素预防感染。④调整全身营养状况，促进破损皮肤修复。

（3）症状：水肿加重，皮肤破损面积广泛，有出血。

护理措施：对症用药，局部清洁，必要时暂时停止放疗。待照射野皮肤炎性反应好转，再继续治疗。

124. 放疗期间能不能洗澡？

如果病情允许，放疗期间可以洗澡。保持照射区域皮肤清洁有利于减轻皮肤反应程度。但水温不能太热，选用温和无刺激的浴液。照射区域皮肤不要用力搓揉，注意维持皮肤的完整性。

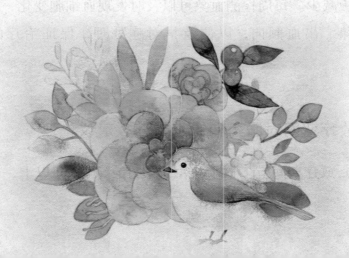

特别提醒注意：医生在放疗定位时，会用皮肤墨水在患者皮肤上画上标记线，以确保每次放疗定位的准确。所以这个标记非常重要，一定不可以擦掉！如果标记变浅或模糊，请及时告诉主管医生，由医生标画清晰，切勿自己尝试描画。

125. 放疗结束后皮肤还要特别保护吗？

是的。放疗引起的皮肤损伤，在放疗结束后会逐渐恢复，恢复时间的长短是有个体差异的，与接受放疗的射线种类、照射剂量，以及患者遵循医生建议的依从性等因素有关。照射区域皮肤抵抗力比较低，需要较长时期的特别呵护。如天气炎热防止强烈阳光的暴晒，外出时注意遮阳防晒（遮阳帽、伞）；寒冷天气外出时，注意保暖避免受凉。

126. 为什么放疗期间每周要进行血象监测？

每周要进行血象监测是非常重要的。因为放疗和化疗都会使骨髓造血功能受到影响引起骨髓抑制，外周血主要表现为白细胞和血小板减少。每周检测血象可以及时发现血细胞变化，并观察有无感染、出血倾向，以便及早对症处理，保证治疗的顺利完成。

127. 放疗期间对服药和饮水有什么建议？

（1）放疗期间应多饮水，每日最好在 3000ml 以上，有助于体内代谢废物的排出。可以将水果、蔬菜榨汁饮用。

（2）进餐及服药前、后饮少量温水润滑口咽和食管，以免药物或食物黏附在咽部或食管表面。吞咽片剂有困难时，可以将药片研成粉剂后用水冲服。

（3）服用胶囊类药物时，水温不能太热，温开水比较适合。

（4）如果放疗期间正在服用某些药物（包括中药和保健品），请向主管医生汇报，放疗开始后是否需要继续服用，请听从放疗医生的建议。

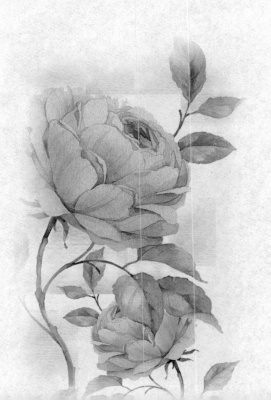

二、营养与饮食篇

◎ 手术患者饮食指导
◎ 放化疗患者饮食指导
◎ 康复期患者饮食指导

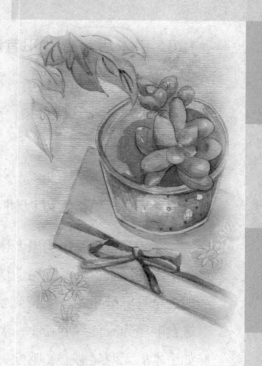

（一）手术患者饮食指导

128. 手术后为什么不宜吃易产气的食物？

易产气食物包括豆类、薯类、牛奶、碳酸饮料等。手术后要注意少吃或不吃这些食物，如果患者腹胀还会加重这些症状，造成胃肠不舒服。

129. 手术后多久可以进食？

手术后饮食是影响患者恢复的因素之一。术后进食时间主要依据手术的性质、患者肠蠕动恢复情况及麻醉方式而定。外科手术一般为全身麻醉手术，无特殊情况在术后第 2 天早上就可以进食了。进食顺序为流食→半流食→软食→普食。在局部麻醉下做的小手术，如手术后无明显恶心、呕吐、腹胀、腹痛等不适，可在手术后即进食。腰麻和硬膜外麻醉患者在手术后 6~8 小时，可随患者所需，给予饮食。对咽喉部手术、胃镜下手术后患者应待咽部麻醉消失，一般在术后 2~3 小时，方可进食，以免出现吞咽呛咳。

130. 手术后为什么要多喝水？

由于术前需要患者排空胃内容物，避免术中、术后发生呕吐造成误吸，故医护人员往往要求患者术前 8 小时禁食、禁水，导致患者手术日入量低于其生理需要量。此外，癌症手术通常是全身麻醉下进行，麻醉过程中需要在患者气管内留置 1 根导管，所以，术后可能会产生较多痰液，为防止呼吸道感染，要尽量把痰液排出。多饮水可以稀释痰液，帮助痰液的排出。另外，通常在手术后 3~5 天内，患者体温会有轻、中度升高，通常在 38℃ 左右。这是机体对手术创伤的一种正常反应，即术后吸收热。此类发热一般不需要特殊处理，多饮水可以缓解此症状。基于上述原因，患者应在术后多饮水以促进机体的恢复。

131. 手术后可以吃凉的饮食吗？

一般术后不建议食用较凉的食物。由于此类食物会对胃肠道造成刺激，可能会使患者产生腹泻等症状，不利于术后的恢复及护理。

132. 手术后可以吃海鲜吗？

在我国民间的确有手术后不能吃海鲜，源于"发物"的说法。其实，人们之所以将海鲜等食物称"发物"，主要是因为一些患有皮肤病、哮喘的免疫功能亢进者（过敏体质者）食用此类食物后，会出现病情复发或加重的现象。而癌症患者在术后需要多补充蛋白质、热量和维生素提高自身的免疫力。海鲜正是富含蛋白质等营养成分的一类食物。因此，在不产生过敏或医生对

73

饮食没有特殊要求的前提下，术后患者可以食用海鲜。

133. 吃绿豆会降低药效吗？

虽然关于绿豆影响药效的传闻很多，但目前为止还没有确切证据表明绿豆能使某种药物失效。

134. 手术后可以吃市面上热销的营养品吗？

市场销售的营养品中含有一些机体所需的营养成分，故不反对食用。但在购买前需关注其产品质量及所含的有效成分，并咨询医生是否与药物有相互作用。若不影响手术恢复或没有药物相互作用，就可食用。

135. 出院后食欲差怎么办？

患者在治疗后可能由于药物不良反应或疼痛等原因没有食欲。此时，家属可根据患者情况，遵循少食多餐的原则，适当地选择一些清淡的流食或半流食，如清汤、稀饭、山药粥、薏米粥

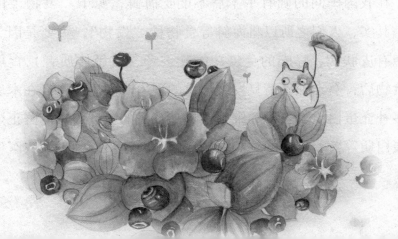

等。此外，还可指导患者选择一些酸味的开胃食物，如山楂、罗汉果等，鼓励患者多进食富含维生素 A、维生素 C 的蔬菜和水果，如胡萝卜、芦笋、苹果、猕猴桃，提升患者食欲。

136. 什么是饮食均衡？

饮食均衡，即均衡膳食。膳食必须符合个体生长发育和生理状况等特点，含有人体所需要的各种营养成分，含量适当，全面满足身体需要，维持正常生理功能，促进生长发育和健康，这种膳食称为均衡膳食。中国营养学会于 1997 年 4 月制定并公布了中国居民膳食指南，并以宝塔的形式表达，称为"中国居民平衡膳食宝塔"。在日常生活中，我国居民可按照膳食宝塔合理安排饮食，做到饮食均衡。

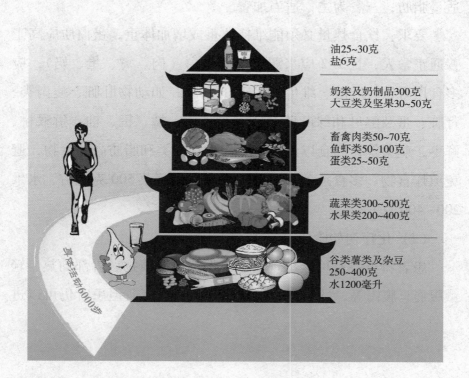

油25~30克
盐6克

奶类及奶制品300克
大豆类及坚果30~50克

畜禽肉类50~70克
鱼虾类50~100克
蛋类25~50克

蔬菜类300~500克
水果类200~400克

谷类薯类及杂豆
250~400克
水1200毫升

身体活动6000步

75

（二）放化疗患者饮食指导

137. 化疗期间的饮食如何调理？

（1）化疗前和两次化疗间期阶段

患者特点：食欲基本正常，消化、吸收正常，无发热。该期间是患者补充营养的最佳时期——不存在化疗反应，饮食正常。良好的营养可以增强免疫力，提高化疗的抗不良反应能力。从饮食安排上基本以普食为主。

原则：高热量、高蛋白、高维生素；高铁（缺铁性贫血）、适量脂肪；三餐为主，适当加餐。

要求：饮食热量必须能维持体重或增加体重，蛋白质应高于普通正常人，且1/2应来源于优质蛋白（肉、禽、蛋、奶）；应多食用含铁、叶酸、维生素C高的食物，如动物肝脏、瘦肉类、肾脏、蛋及酵母和绿叶蔬菜、香蕉、柑、橘、橙、柚、猕猴桃、鲜枣、刺梨等；膳食以清淡为主，少食油类和脂肪高的食物，避免煎炸食物。多食蔬菜、水果（每日食用蔬菜500克左右、水果200~400克）。

（2）化疗初始阶段

患者特点：有可能出现食欲不振、口腔溃疡、胃部灼热、轻微腹痛、腹泻等。虽然开始出现化疗不良反应，但患者仍可以进食，应尽可能补充营养。饮食可采用半流食（参考半流食举例）。

（3）化疗反应最重阶段

患者特点：出现严重不良反应，恶心、呕吐加重，口腔、消化道溃疡严重，腹痛、腹泻严重，甚至出现发热。已无法正常进食，甚至出现进食抵抗。营养维持阶段，仅提供少量热量及营养，作用为保护胃肠道功能，如反应时间超过 3 天，应接受**胃肠外营养支持**。饮食安排上采用流食，可随意饮食。

138. 怎样减轻化疗引起的进食不足？

因化疗药物可以引起恶心、呕吐等胃肠道反应，此时不要食用油腻的汤类，待胃肠道反应减轻后可以补充各种汤类。反应较重时要进食清淡易消化的食物。可以吃一些米粥类食品，粥里面最好不要放糖，吃一点点咸菜等。因为恶心、呕吐后再吃糖粥会使口腔发黏、胃酸，少量咸菜可以减轻胃酸发生。如果胃肠道反应较重，不能进食，应该找医生给予静脉高营养，以缓解胃肠道反应的危机现象。化疗出现恶心呕吐时可口含话梅、生姜片，对于止吐有一定帮助。

139. 哪些蔬菜含有抗癌成分？

食物中有很多有一定的抗癌功效，以下几类蔬菜对化疗患者

胃肠外营养支持：又称静脉营养，是指通过静脉补给患者每天所需的全部营养或部分营养。

有一定的辅助治疗作用。

（1）卷心菜、大白菜、甘蓝等含有抗癌物质吲哚-3-甲醇，可以阻止体内致癌物诱导肿瘤细胞的作用，抑制肿瘤的生长。

（2）大蒜、洋葱等含有丰富的硒。微量元素硒是"抗癌之王"。能够阻断亚硝胺的合成，同时含有维生素 C、维生素 A 等成分，可以起到抗癌作用。

（3）番茄、蘑菇、胡萝卜等食物具有极强的抗癌功效。食用菌中的菌菇类，如白蘑菇、金针菇、草菇、银耳和猴头菇等，都含有多糖类物质，可抑制人体癌细胞的增殖与分裂，从而具有明显的防癌抗癌作用。如香菇中所含的香菇多糖，就有很好的抗癌作用。

140. 怎样合理安排饮食与化疗的时间？

患者在化疗期间要合理安排饮食。化疗当天，饮食应清淡可口；因此应在化疗前 2 小时进食，此时食物已经基本消化排空，经静脉化疗时为空腹状态。化疗结束后晚些吃晚餐，减少恶心、呕吐的症状。饭后半小时口服化疗药物较好，消化道反应会轻些。使用顺铂或卡铂等铂类化疗药物的患者口中可能会出现金属味，此时可吃些鱼、海藻类食品。

141. 如何减轻口腔溃疡的症状？

出现口腔溃疡的患者应避免食用过热、酸性较强的食物，如西红柿、醋泡菜、橘子等。可以使用吸管饮水，避免碰触溃疡面而疼痛；避免粗糙生硬、刺激性的食物或饮料，如咖啡、辣椒等。使用淡盐水漱口，清洁口腔，用小苏打水和盐制成的漱口水，不使用含酒精的漱口液。

142. 哪些食物减轻化疗引起的便秘？

有一些抗癌药物，特别是止吐药物可使肠蠕动变慢从而导致便秘。应该多食用富含维生素的新鲜蔬菜、水果；增加含有粗纤维的食物，如糙米、豆类、燕麦等食物；应多饮水，每天至少喝8～10杯水；可以多食用萝卜、蒜苗、果酱、生黄瓜等产气食物，以增加肠蠕动，对抗便秘。

143. 化疗后腹泻的患者在饮食上应注意哪些？

（1）初期：饮食一般宜补充含电解质丰富的水分，如果汁、

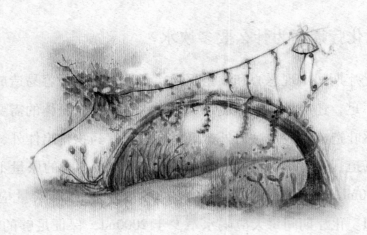

淡盐水；选择清淡流质饮食，如浓米汤、面汤；含益生菌丰富的食物，如酸奶、喜乐等。

（2）缓解期：排便次数减少后可进食少油的肉汤、牛奶、豆浆、蛋花汤、蔬菜汁等流质饮食。以后逐渐进食清淡、少油、少渣的半流质饮食。

（3）恢复期：腹泻完全停止时，食物应以细、软、烂、少渣、易消化为宜。少吃甜食，因糖类易发酵和胀气。忌食粗纤维多的蔬菜（如韭菜、芹菜等）。

144. 出现腹泻为什么需要补充含钾的食物？

腹泻在丢失水分的同时还会丢失钾、钠等电解质，因此腹泻患者除了要补水外，还要口服补液盐。饮食要以咸为主，还要增加摄入含钾丰富的食物，如橘子、番茄等。同时咨询医生是否需要静脉输液，补充体内电解质，防止患者出现电解质紊乱。

145. 化疗期间为什么要多饮水？

化疗期间出现恶心和频繁呕吐，食欲缺乏，很容易造成水分摄入不足，还会导致机体脱水，多喝水可以补充身体的需要，减轻因呕吐造成的脱水。另外，可以促进化疗药物排出体外，减少对胃肠道、肾脏等的毒性。化疗期间患者 24 小时的尿量不能少于 1500ml。输注铂类化疗药物的患者 24 小时内尿量应达到 3000ml。化疗期间每天应喝水不少于 2000ml，保证足够的尿量。

这样才能维持患者的正常生理代谢，减轻化疗的不良反应。

146. 化疗后味觉异常怎么办？

化疗或其他药物以及口腔放疗会导致味觉改变。有些人完全丧失味觉，而另外一些人会有味觉上的改变，例如对于甜和咸的感觉被放大。经过验证，服用谷氨酰胺、锌、维生素 D 补充剂对肿瘤治疗期间的味觉改变是有效的。一般患者对盐的敏感度异常，最好在就餐时，餐桌上放一些盐，食物蘸着盐吃来满足口味，还能更好地掌握盐的摄入量。此外，食用酸味（如柠檬汁）和甜味会对口腔内的苦味和金属味（口腔内有金属味的患者应尽量避免使用金属器皿）有所改善。餐前用小苏打水和盐制成的漱口水清洁口腔，柠檬糖、薄荷糖或咀嚼口香糖也是不错的选择。

147. 化疗患者需注意补充哪些维生素和矿物质？

化疗患者饮食需多样化，营养需搭配得当，补充多种维生素与水果。化疗会造成叶酸的缺乏，多摄入含叶酸多的食物，如动物肝、蛋、绿叶蔬菜、柑橘、香蕉等。化疗可致神经损伤，引起的症状有腿脚疼痛以及肌肉无力、发痒、失去知觉等。治疗方法包括补充维生素 E、B 族维生素和谷氨酰胺、锌、钙和镁。化疗引起的具体症状需根据医生的建议补充多维片。

148. 放化疗导致的恶心、呕吐怎么办？

（1）可饮用清淡、冰冷的饮料，食用酸味、咸味较强的食物可减轻症状。

（2）避免太甜或太油腻的食物。

（3）在起床前后及运动前吃较干的食物，如饼干或吐司面包可抑制恶心，活动后勿立即进食。

（4）用餐时，先食用固态食物，再食用液体汤汁或饮料。

（5）避免同时摄食冷、热的食物，易刺激呕吐。

（6）空腹会让人恶心加重，要少量多餐，避免空腹。

（7）饮料最好在饭前 30~60 分钟饮用，并以吸管吸食为宜。

（8）在接受治疗前 2 个小时内应避免进食，以防止呕吐。

恶心、呕吐患者适宜的食物：烤馒头、花卷、包子、松糕、米饭、姜片粥、西红柿疙瘩汤，白菜炖豆腐、蒸山药土豆泥、萝卜炖肉、海参、清蒸鱼、豆腐丝、萝卜炖排骨、鲜藕荸荠汁，山楂糕、荸荠、柠檬、柑橘、米醋、酸奶、麦芽等，以及果汁、菜汁、淡茶水，以预防脱水。

健脾消食：山楂、萝卜、酸奶、麦芽、莱菔子。

149. 放化疗期间感到疲劳如何饮食调理？

有些患者在治疗期间常有疲劳感，一是治疗引起的不良反应，二是可能由于治疗期间食欲不佳，造成饮食不合理、进食不足引起。营养师建议适当改变饮食的烹调方法，可用半流食、流食饮食，如菜肉小馄饨，肉末蔬菜龙须面、菜肉粥、蛋羹等易消化的并易于食用的饮食，还需要补充一些特殊医学用途食品，每日 5~6 餐。基本可满足机体需要。还可用食疗进行症状的调理改善，如山药、百合、大枣、桂圆、莲子、茯苓、枸杞子、芡实等。

150. 治疗导致口干时吃点什么食物好？

小口细嚼，进食冷藏或室温下柔软湿润的食物，尝试水果和蔬菜、烹调软嫩的鸡肉和鱼肉、精加工的谷类、棒冰、冰沙和混合沙拉。避免容易黏在上颚上的食物；食物中加入黄油、花生酱、肉汤、酸奶、牛奶和水，使其湿润；将干的食物蘸或浸入液体。咀嚼不含糖的口香糖以刺激唾液分泌。限制过咸和辛辣的食物。多吃水果等生津食物，用白萝卜和梨煮水喝。

151. 治疗期间清蛋白降低如何纠正？

患者清蛋白降低提示营养不良，对于术后患者，会导致手术切口延迟愈合，患者易受感染；对于放化疗患者，可能导致治疗中断。因此，应提供足够的营养成分，纠正清蛋白水平。饮食中应加强高蛋白食物的补充，如鱼、肉、蛋、奶以及大豆制品等优质蛋白食物。此外，最好使用蛋白营养补充剂——蛋白粉，更高效、及时地补充蛋白质。

152. 某些化疗药物会引起尿酸升高，如何调理饮食？

化疗药物的应用致使大量白细胞破坏，核蛋白转化率增加，血液中尿酸增加，引起高尿酸血症。化疗过程中注意观察尿量和尿色的变化。鼓励患者多饮水，保证每日充足的液体摄入，使患者每日尿量>2500ml，以加速尿酸的排泄。除遵医嘱给予药物治疗外，在减少尿酸盐结晶沉淀的基础上给予患者低嘌呤饮食，以少荤多素、宜碱忌酸、宜清淡忌味重为原则，多吃蔬菜、水果、谷类，如牛奶、鸡蛋、海蜇、海藻、海参、米、小米、面、麦片、藕粉、核桃、杏仁、花生、百合、莲子等含嘌呤较少的食物，忌食动物内脏、海鲜、贝类等富含嘌呤的食物，少喝荤汤等，以减少尿酸的形成。

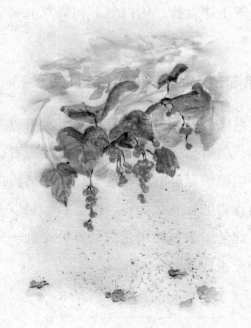

（三）康复期患者饮食指导

153. 如何判断患者的营养状态?

一是看最近食量有没有减少，二是看体重。由于治疗或其他原因最近食量减少了，有的比原来少了 1/3，有的减少了一半，出现这种情况的原因可能跟治疗有关，影响了进食。这种情况患者要向医生说明或咨询临床营养师，求得他们的帮助，用改变饮食或增加口服营养来改善营养，增强体质，顺利完成抗肿瘤的治疗。

体重也是反映营养好坏直观的指标（前提是没有水肿或水潴留）。体重下降，应该是进食不足有一段时间了。不要等到体重下降了再重视自己的营养，从进食开始减少就要重视。

可简单地用这个公式计算营养状况：身高−105＝标准体重，和现在实际体重相比较，就能看出体重是不是达标，如身高160−105＝55(千克)，±10%都正常，也就是 49.5~60.5 千克都算正常；也可用体质指数(BMI)＝体重(千克)÷身高^2(米^2)，正常值为 18.5~23.9。简单自评后，大概能看出有没有营养不足。但为了更客观的判断是否存在营养不良风险，临床营养师要通过全面的营养评估，根据评估结果进行营养诊断。如果患者存在营养不足，会给患者进行营养指导并制定个体化的饮食及营养治疗方案。

154. 水果和蔬菜能否互相替代？

不能。蔬菜特别是深色蔬菜的维生素、矿物质、膳食纤维等含量高于水果，水果的碳水化合物、有机酸和芳香物质比蔬菜多。古代养生理论提出的"五菜为充，五果为助"，可见祖辈们早就知道蔬菜和水果的营养价值是不能互相替代的。

155. 牛奶促进肿瘤生长吗？

不会。没有证据显示牛奶会促进肿瘤的生长，相反，牛奶营养丰富，含有多种能增强人体抗病能力的免疫球蛋白抗体，具有防癌作用。此外，牛奶中所含的维生素 A、维生素 B_2 等对胃癌和结肠癌有一定的预防作用。"中国居民膳食指南"推荐每日饮奶量为 300ml，肿瘤患者饮用牛奶可补充蛋白质。

156. 牛羊鸡肉鸡蛋是发物吗？

民间所谓发物的说法，其实并无确切科学依据。动物性食物是蛋白主要来源，应注意适量食用。肿瘤患者更需要吃这些高蛋白食物，重要的是要选择新鲜，符合卫生安全的食品。

157. 营养支持会促进肿瘤生长吗？

在许多指南里都说明，没有证据表明营养支持（加强营养）

促进肿瘤生长，那么相反营养支持的目的是什么？营养支持不是治疗肿瘤本身，主要改善患者的营养状况，提高患者免疫功能，营养状况改善后便于我们采取许多抗肿瘤治疗的手段，使患者生存期延长。改善患者机体营养状况的同时，不仅不会促进肿瘤组织的生长，反而可以抑制恶性肿瘤，增强机体免疫功能，并可以有效配合和承受各种治疗措施，保证治疗效果。

158. 酸性体质、碱性体质与肿瘤有无关系？

在食物化学研究中，将食物分为酸性和碱性，而不是根据在体内形成的是酸性还是碱性物质。食物在人体内消化、吸收、代谢后形成的酸碱性非常复杂，但都会经过机体的酸碱平衡调节而维持机体正常的酸碱度，正常情况下不会出现所谓的酸性体质或碱性体质。流行病学研究证明，常吃蔬菜、水果及粗粮等对人体是有利的。但在肿瘤治疗期间，要膳食均衡，不能片面追求水果、蔬菜摄入量，更要保证足够的蛋白质摄入量，推荐高能量、高蛋白、高维生素饮食。具体方案需咨询营养师。

159. 能吃冬虫夏草、灵芝孢子粉吗？

冬虫夏草和灵芝孢子粉不属于肿瘤营养治疗手段，患者并不能依靠服用冬虫夏草和灵芝孢子粉来代替营养治疗。冬虫夏草、灵芝孢子粉等保健品中缺乏大量的糖类、蛋白质、脂类等主要基础营养元素，无法提供充足的能量供给机体以完成人体代谢需要。这类保健品应在正规医院医生的指导下服用。

160. 肿瘤患者有没有必要每天吃海参？

海参是珍贵的食品，也是名贵的药材。有滋阴血、润内燥的功效。现代研究表明，海参具有提高记忆力、防止动脉硬化、糖尿病以及抗肿瘤作用。患者可根据经济条件和体质选择，每周吃3~4次。

161. 出院后选择饮食注意什么？

合理安排饮食，选择多种多样的食物，每天食用足量的水果和蔬菜；选择五谷杂粮；选择新鲜的水果、蔬菜、低脂食物或全麦食物；限制红肉的摄入，增加鱼、鸡、鸭、大豆及制品等优质蛋白质的摄入；避免腌制的、烟熏的及油炸的食物；选择低脂奶和奶制品；饮食注意卫生；如果饮酒需经主治医生或营养师的同意。如果已超重，可考虑降低热量和增加活动量来减轻体重，选择你喜欢的活动。

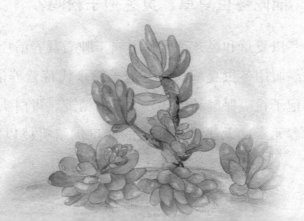

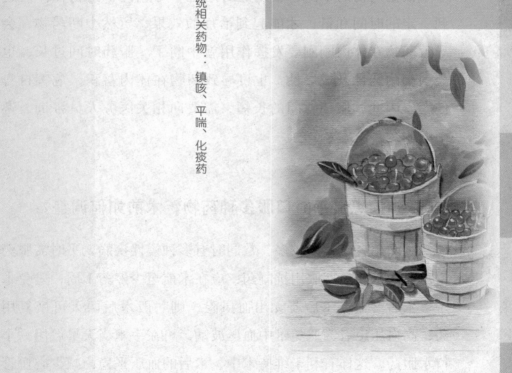

三、用药篇

◎ 总则

◎ 镇痛药

◎ 呼吸系统相关药物：镇咳、平喘、化痰药

◎ 退热药

（一）总则

162. 口服药服用多长时间需要停用？

根据药物的不同，服用的时间也不尽相同，药物在体内达到一定的时间和量，才能起到治疗的效果，贸然中断药物，会导致药物在体内刚刚要发挥作用就中断了。服药时间过长，也会引起耐药性及成瘾性，也可导致药物在体内蓄积，危害自身健康。因此，服药时间的长短，需要向相关医务人员咨询，遵医嘱服药。

163. 肿瘤患者平时口服多种药物，术前如何调整？

肿瘤患者老年人较多，常同时有多种慢性疾病，平时需服药治疗。如术前长期服用抗凝药，应在术前至少停药 1 周，避免术中、术后渗血；术后若无出血风险，则一般术后两天可恢复用药；高血压患者为避免术中血压波动，可在手术当天早晨用一小口水服药。这样有利于维持术中、术后的血压平稳，减少心血管并发症；术前口服降糖药的糖尿病患者，术后通常使用皮下或静脉注射短效胰岛素控制血糖。

164. 总是忘记服用口服药怎么办？

需要长期服药的人或多或少都出现过忘记自己是不是吃过药的情况，下面两种方法可以借鉴一下：①使用分药盒：需要长期服药的慢性病患者，可以使用分药盒，分药盒里面有 7 个格，分别为星期一、星期二……星期日，每格可有三小格子，分别为早、中、晚，每个小格可盛放一次服药的剂量，记不清是否漏服药，看看这次小格里的药是否还在，就清楚了，无需烦恼。平时可以把它放在显眼的地方，外出时也可以放在兜里随身携带，以便督促自己按时服药。②制作一个简易的用药台历：把药名、服药时间和次数都备注在上面，每吃完 1 次，就在相应的位置上打一个勾，这个台历最好是放在每天都能经过的地方，如床头柜、客厅茶几等，能时时提醒自己服药。

165. 口服多种药时，需要注意什么？

临床上，很多人需要同时服几种药，建议平时服药种类多的人注意以下三点：①选用复方药：如果没有特殊禁忌，可选用复方药；②小病别擅自加药：慢性病药物多需要长期使用，服药种类相对固定。擅自增加用药种类，还可能造成两种药物共有的成分过量，引起不良反应；③保健品不能贪多：正规保健品能起到一定的辅助治疗效果，但也可能和药物发生相互作用，危害自己的身体。总之用药时应严格遵医嘱，并注意观察自己是否出现严重皮疹、恶心、呕吐等症状，必要时就诊，在医生指导下调整用药方案。

166. 如何识别假药？

最简单而又确切的区别假药的方法：就是看包装上的批准文号。药品在包装上一定能够看到国家药监局的批准文号："国药准字H（或Z. S. J. B. F）+8位数字"，它的意思是国家药监局批准生产、上市销售的药品，H字母代表化学药品、Z中成药、S生物制品、J进口药品国内分包装、B具有辅助治疗作用的药品、F药用辅料。有"国药准字"批准文号就是真药，没有"国药准字"批准文号就是假药；如果包装上没有"国药准字"肯定不是药品，如果有"国药准字"就可以登录国家药监局数据查询。

167. 如何避免买到假药劣药？

一要选择正规的医院或药店。到证照齐全的正规医院或药店购药，在一些流动摊贩处容易买到假药。二要查看包装，看包装、标签及说明书的材质和印刷质量。确定包装上有无批准文号，无批准文号或标注有问题的药千万不要购买。三要仔细观察药品的品质。固体制剂要看其有无变色、斑点；液体制剂（如糖浆剂）要看其有无霉变、絮状物、混浊、沉淀等；软膏剂要看其有无水化、变稀、变色、异味等情况。

168. 喝什么水服药最好?

一般用温开水最好。我们都知道,服药不能用酒、果汁或茶水,因为他们当中含有的成分可能与药物发生反应,减轻药效甚至引起严重的变态反应(过敏反应),危害身体的健康。另外,用温度较高的热水服药,容易导致部分药品遇热后会发生物理或化学反应,进而影响疗效。

169. 为什么不能用牛奶、果汁送服药品?

牛奶中含有较多的蛋白质和钙离子。钙离子可与四环素族、异烟肼生成络合物,不易被胃肠道吸收,减弱抗菌作用。钙离子与磷酸盐类、硫酸盐类制剂成溶解度较小的磷酸钙和硫酸钙沉淀,疗效降低。果汁中往往添加蔗糖、蜂蜜等甜味剂。糖能减慢胃内容物的排泄速度,延缓药物的吸收,减弱疗效。

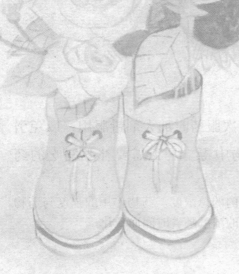

170. 用药期间为什么不能喝酒？

酒精会影响药物的作用。大多数药物进入人体后，须经肝脏代谢，而酒精会干扰这一过程，酒精还会使其代谢产物无法正常排泄，从而造成肝、肾功能的损伤。许多药物可抑制肝脏中的解酒物质发挥作用，使酒精在体内的代谢中间产物乙醛在体内蓄积，引起毒性反应。

171. 胶囊为什么不能掰开服用？

用胶囊装的药物，一般都是对食管和胃黏膜有刺激性的，或口感不好、易挥发、在口腔中易被唾液分解，或易吸入气管，另外，有些药物需要在肠内溶解吸收，胶囊是一种保护，保护药物不被胃酸破坏。这些药用胶囊装，既保护了药性不被破坏，也保护了消化器官和呼吸道免受刺激。去掉胶囊壳可能会造成药物流失、药物浪费、药效降低。

172. 漏服药物怎么补救？

漏服药物时，千万不可在下次服药时加大剂量服用，以免引起血药浓度突然升高而导致药物中毒。是否需要补服漏吃的药

血药浓度：指药物吸收后在血浆内的总浓度。药物作用的强度与药物在血浆中的浓度成正比，药物在体内的浓度随着时间而变化。

物，需要根据具体情况而定。一般来说，一天服 1 次的药物，当天记起应马上补服。至于一天服 2~3 次的药物，漏服药物如果是在 2 次用药时间间隔一半以内，可以按量补服，下次服药再按原时间间隔；如果漏服药物时间超过用药时间间隔的一半以上，一般不需要再补服，下次按原间隔时间用药。特殊药物须遵医嘱或药品说明书。

173. 药物为什么有处方药和非处方药之分？

处方药是指需经过医生处方才能从药房或药店得到并要在医生监控或指导下使用的药物。处方药一般包括：刚上市的新药、可产生依赖性的某些药物、药物本身毒性较大等；使用药物需医生处方，并在医生指导下使用。

与处方药相对，非处方药是指那些消费者不需要持有医生处方就可直接从药房或药店购买的药物。这些药物大都属于如下情况：感冒、发热、咳嗽等疾病用药；消化系统疾病用药；头痛用药；关节疾病用药；鼻炎等过敏症用药；营养补剂，如维生素、某些中药补剂等。

174. 出现哪些问题需要停药？

当服药过程中，出现有严重的变态反应（过敏反应）、严重的副作用、肾损害、肝损害及其他脏器损害时，需要停止服药，此时需要及时向医生咨询，及时调整治疗方案。

175. 为什么"小广告"上的药物不可信？

药物的本身就是把双刃剑，用对了，能达到治疗疾病的目的；用错，就有可能对人身体产生严重的不良后果。因为绝大多数"小广告"上的药物都属于没有经过国家安全检测过的，其药物自身的作用机制、成分、药品性状等都无法得到保证，该类药物属于违法药物，如若使用有可能会发生严重的不良反应，危害自身的安全。

176. 为什么一定要按医嘱服用药物？

因为药物的作用机制不相同，不良反应有区别，药物之间又有相互作用。药物在小肠吸收后，通过血流到达全身，血药浓度上升到一定程度才开始起效。药物要起作用必须保持血药浓度高于一定水平，所以要在血药浓度降低到最小有效浓度之前再次服药。按医嘱规定服药，会使血药浓度长期保持在适当

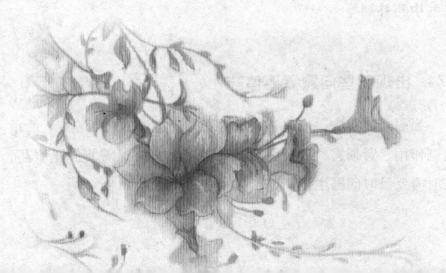

的范围内，才能最大的发挥药物效果。但是，如果因为忘记某次服药，而在下次服药时把两次的量一起服用，则会导致血药浓度过高，而出现意想不到的不良反应，所以一定要按医嘱服用药物。

（二）镇痛药

177. 镇痛药物包括哪些？

第一类为非甾体类抗炎药：常用的有阿司匹林、布洛芬、吲哚美辛（消炎痛）、对乙酰氨基酚（扑热息痛）、保泰松、罗非昔布、塞来昔布等。镇痛作用比较弱，没有成瘾性，使用广泛、疗效确切，用于一般常见的疼痛。但如果使用不当，也会对人体健康造成损害。

第二类是中枢性镇痛药：以曲马多为代表，是人工合成的中枢性镇痛药，属于二类精神药品，为非麻醉性镇痛药。曲马多的镇痛作用比一般的解热镇痛药要强，但又不及麻醉镇痛药，其镇痛效果是吗啡的1/10。主要用于中等程度的各种急性疼痛及手术后疼痛等。

第三类是麻醉性镇痛药：以吗啡、哌替啶（度冷丁）等阿片类药为代表。这类药物镇痛作用很强，但长期使用会成瘾。这类药物有严格的管理制度，不能随便使用，主要用于晚期癌症患者。除上述三类镇痛药外，还有其他一些镇痛药，如中药复方镇痛药等。

178. 镇痛药是否会"上瘾"？

人们经常将阿片类药物的耐受性、躯体依赖性等同于"成瘾性"。实际上，世界卫生组织（WHO）已经不再使用"成瘾性"这一术语，替代的术语是"药物依赖性"。药物依赖性可能会造成生物机体上、精神上、社会上以及它们相互之间的一些不良后果。药物依赖性又分为躯体依赖性和精神依赖两大类，躯体依赖性不等于"成瘾性"，而精神依赖性才是人们常说的"成瘾性"。长期用阿片类药物后对药物产生一定的躯体依赖性，突然中断用药时出现戒断症状，表现为焦虑、**易激惹**、震颤、皮肤潮红、全身关节痛、出汗、**卡他症状**、发热、恶心、呕吐、腹痛、腹泻等。对阿片类药物产生的躯体依赖性并不影响继续合理使用镇痛药，通过逐步减量可避免身体依赖的发生。

179. 镇痛药是否会产生"耐药性"？

镇痛药，尤其是阿片类药物会产生耐受性。主要临床表现为随着使用阿片类药物时间的延长，患者会对其作用与不良反

易激惹：一种剧烈的情绪反应过度状态，包括烦恼、急躁或愤怒。

卡他症状：来源于英文"黏膜炎"一词的音译，包括咳嗽、流涕、打喷嚏、鼻塞等上呼吸道症状。

应产生耐受，并且可能在一定程度上增加阿片类药物的用药剂量。

180. 镇痛药是否会影响记忆力？

有报道声明，术后约 20% 的患者出现**认知功能障碍**，其中 10% 认知功能障碍持续超过 3 个月。此类现象可能与术后缺氧、睡眠、镇静镇痛药有关。但是，目前没有临床试验表明术后镇痛可引起认知功能障碍。只有长时间大剂量使用阿片类药物才有可能导致认知功能减退。

181. 为什么用了镇痛药还是会疼痛？

每个人对疼痛的耐受力不同，医生的给药剂量会受到患者疼痛主诉的影响，患者又往往因害怕成瘾、不了解镇痛治疗而不按时服药，就造成了服药效果不尽如人意。镇痛药要遵医嘱按时服用，并按照正确的指导用药，如吗啡控释片服用时不可切开或咬碎，芬太尼贴剂普通型不可用剪刀剪开。切忌痛时服药，不痛不服药的理念，了解药物的作用及副作用，及时向医生反馈自己疼痛缓解程度，便于医生按疼痛程度及时调整药物种类或剂量。

认知功能障碍：认知是机体认识和获取知识的智能加工过程，涉及学习、记忆、语言、思维、精神、情感等一系列随意、心理和社会行为。认知障碍指与上述学习记忆以及思维判断有关的大脑高级智能加工过程出现异常，从而出现学习障碍、记忆障碍等症状的一种临床表现。

（三）呼吸系统相关药物：镇咳、平喘、化痰药

182. 呼吸系统常用药物有哪些？

　　作用于呼吸系统的药物包括平喘药、镇咳药及祛痰药。平喘药是用于缓解、消除或预防支气管哮喘的药物，主要适应证为哮喘和喘息性的支气管炎；镇咳药是作用于咳嗽反射的中枢或外周部位，抑制咳嗽反射的药物；祛痰药：能增加呼吸道分泌，稀释痰液或降低其黏稠度，使痰易于咳出，改善咳嗽和哮喘症状。

183. 哪些情况是术后的正常反应，不需要服药？

　　术后出现咳嗽、咳痰及低热属于自然状况。呼吸系统手术大

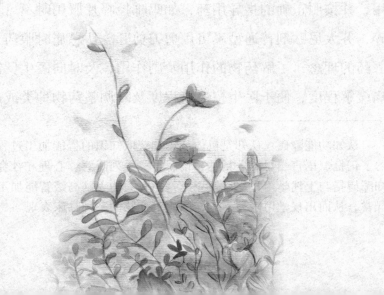

部分是全麻下进行，因为手术是全麻插管，因此手术后呼吸道分泌物会多，手术后咳嗽正常，咳嗽可以排除分泌物，刺激肺扩张，不需要使用药物处理。术后低热与咳嗽无关，术后低热属于外科，是**吸收热**，无需特殊处理。

（四）退热药

184. 常用退热药有哪些？

常见的退热药有布洛芬、对乙酰氨基酚（扑热息痛）、尼美舒利、阿司匹林、柴胡注射液、安乃近及退热肛栓等。

185. 什么情况下需要使用退热药物？

体温到 38.5℃ 以上时再用退热药。38.5℃ 以下的发热，一般属于身体免疫功能可应对的安全范畴，不必吃退热药。此时可通过喝适量的温开水或口服补液盐，通过身体出汗或排尿的方式达到降温的目的。同时还可以采取物理降温的方法，如用低于体温的温水擦拭头颈和四肢，或用低浓度酒精擦拭腋下、手足心等部位。如果过早用退热药，不仅会影响身体免疫功能，延长病

吸收热：常见于术后患者，是指机体自身吸收局部的积液或积血而产生的无菌性的炎症反应，体温波动在 37.5~38.5℃，体温一般升高 3 天左右。

程，还可能因退热掩盖了症状，加大原发病的诊断难度。

186. 服用退热药物有哪些注意要点？

服用退热药物以后，首先要观察体温的变化情况，大部分退热药物都是通过增加出汗而起到退热作用的。有一部分患者在服用退热药物以后大汗，甚至虚脱、休克。大汗以后患者血容量可急剧减少，出现出汗不止、心悸、口干、口渴、血压下降等症状。出现这种情况应该立即就医。很多人以为，退热药物就是治疗感冒的。一出现感冒症状就口服退热药，这是错误的。退热药物不能长期大剂量的服用，否则可以引起肝肾功能损害、中性粒细胞减少、血小板减少，甚至可以发生再生障碍性贫血。因此，退热药物应该短期使用，最好别超过 3 天，医生指导下应用，以免引起严重的并发症。

187. 什么情况下不需要继续服用退热药物？

当体温降到 38.5℃ 以下时就不需要继续服用退热药物。体温降到 38.5℃ 以下时，机体自身免疫保护机制得以恢复，可通过物理降温措施调节。此时停药还可减少药物对身体的损伤。

188. 服用退热药物可能出现哪些不良反应？

服用退热药物后可能有轻度胃肠道不适，偶有皮疹和耳鸣、头痛、影响凝血功能及肝脏转移酶升高等，也有可能引起胃肠道出血而加重溃疡。还有报道在脱水、血容量低和心排出量低的状态下偶见可逆的肾损伤，过量服用可能有中枢神经系统抑制、癫痫发作等副作用。

189. 服用退热药物是否有意义？

常规意义上的退热药只起降温作用，并不针对引起疾病的病原体进行治疗。如细菌性肺炎引起高热时，首先需要使用抗生素控制细菌，从而达到彻底消炎、降温的效果，如果仅仅使用解热药，体温只能暂时降下来，过一会又会升上去，导致反复使用退热药。这种盲目降温还会导致患者因出汗太多而虚脱，反而不利于治疗。

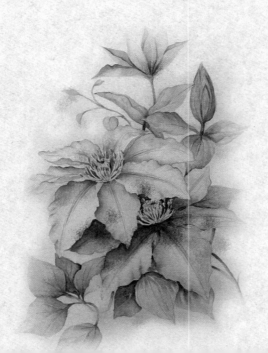

四、心理帮助篇

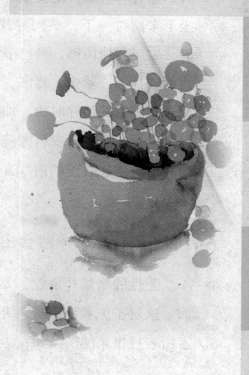

190. 怎样正确面对得了恶性肿瘤的事实？

在我国，肿瘤发病率越来越高，已逐渐超越了心脑血管疾病的发病率，所以，得了肿瘤并不奇怪。与此同时，随着科学技术的不断发展和肿瘤知识的不断普及，肿瘤的控制率得到了很大提高。虽然肿瘤对人的身体危害极大，但只要及时进行科学合理的治疗，很多患者都可以达到长期生存或治愈的目的。美国国家癌症研究所的统计显示目前恶性肿瘤的总体 5 年控制率已达 60%，尽管有些肿瘤的控制率仍很低，但相当多的肿瘤治疗效果都有了很大提高，这是医学发展对人类的巨大贡献。一旦确诊恶性肿瘤后，患者和家属一定要镇静，千万不要惊慌失措，全家人安静地坐下来商讨一下，共同寻找正确的解决方案。如选择就医的医院、家属如何协助、自己事情的安排、治疗时间的保障、付费方式的选择等。紧张、焦虑、绝望、胡思乱想、盲目乱投医只会耽误合理有效的治疗时机，加重病情。罹患恶性肿瘤后，首次就医最好选择市级肿瘤专科医院和三级综合医院的肿瘤科，在短时间内获得科学、合理的治疗方案及预期疗效。

191. 癌症患者一般会出现哪些心理现象？

恶性肿瘤是严重危害人类生命健康的常见病、多发病和疑难病。这对于患者和家属来讲，都是一个重大的打击，虽然每个患者所表现出来的情绪和行为会有极大的不同，但是归结起来有以下共同特点：

（1）依赖性增加，被动性加重，行为变得幼稚。患病后总认为应受到别人的关怀和照顾，亲人们更应为其做出奉献。

（2）自尊心增强，担心被人瞧不起。

（3）疑心加重，甚至认为别人低声说话就是在谈论他的病情，对医务人员不信任等。

（4）主观感觉异常，情绪易激动，焦虑和恐惧，害怕孤独，表现为饮食不安、失眠早醒、情绪低落等。

（5）其他的心理反应，如罪恶感等。由于疾病的影响，患者家中的收入减少，医疗费用增加，孩子老人失去照顾等，也会带给患者很大的心理压力和内疚感。

192. 患者应该如何进行自我心理调节呢？

患者持有何种心态，这对肿瘤的治疗及康复至关重要。既不能表现过于超脱，不积极治疗，对疾病听之任之；也不能过度紧张，恐惧害怕，抑郁消沉甚至悲观绝望，而应该是勇敢而理智地面对疾病，积极配合治疗。需要注意的是，不是所有的患者从一开始就会有一个良好的心态，绝大多数都需要一个逐渐调整的过程。那么如何才能做好自我心理调节呢？

（1）了解有关知识，正确认识疾病。患者需要了解一些肿瘤基础知识，包括目前医学界对肿瘤的防治观点、研究动态以及发展趋势，以正确认识疾病。通过学习也帮助自己更好的配合医务人员，积极进行治疗。

（2）勇于面对现实，树立战胜疾病的信念。人的一生谁也免不了会患有这样或那样的疾病，无论是大病小病，恶性还是良性，都应该坦然面对这一客观现实。尤其是对恶性肿瘤，要有勇于斗争、敢于胜利的决心，要树立一个强大的精神信念，生命每延续一天，都可能会获得新的机遇和希望。所以只要还有一口气，一线希望，信念和精神就不能垮掉。

（3）提高心理素质，善于自我调节。癌症患者可以学会减轻自我心理压力的方法和技巧，调节自己的心理状态。例如练习太极拳，或者看小说、看电视、听音乐，做自己喜欢做的事，都是使身心松弛的好方法，在力所能及的情况下，适当劳动、外出旅游，有时会收到意想不到的好效果。若紧张焦虑的心情不能得到控制时，可适当用点抗焦虑药或抗抑郁药，如地西泮（安定）等，可帮助睡眠，对心理压力有一定缓解作用。心理压力也可向家人或医务人员倾诉，以得到帮助和劝慰，可以帮助排解压抑的心情。

（4）活在当下，积极治疗。不要去想象疾病的最终结果，过好现在的每一天。对待疾病要从战略上藐视，战术上重视；制定切实可行的康复计划，积极配合医生的安排，坚持疗程用药。

193. 自我心理调节有哪些方法？

（1）音乐疗法：音乐疗法是用音乐调整心境的自我心理保健法。研究表明，乐曲的不同节奏、旋律、音调和音色，可以产生不同的情感效应。心情抑郁的时候，宜听旋律流畅优美、节奏明快的一类乐曲；有焦虑情绪的时候，宜听节奏缓慢、风格典雅一类的乐曲；而多听节奏少变、旋律缓慢、清幽典雅的乐曲，则有助于解除失眠。

（2）倾诉法：倾诉是释放压力的通道，在倾诉的时候不仅可以获得安慰和鼓励，还可以获得某种认同感，击败内心的怯懦，给了自己勇气和希望。

（3）借鉴法：通过欣赏文学名著和名人传记，或者看电影、听讲座，从别人的人生轨迹和看待人生的观点中领悟到自己的人生道路和人生价值，以及别人战胜困难的经验。

（4）正视情绪法：不逃避消极的情绪，要明白它是一种正常的反应，冷静下来，正视消极情绪，对受挫及不良情绪产生原因仔细地进行客观剖析和认真体验，以便有的放矢地找出最佳的解决方案。此外，要敢于表达或暴露自己的情绪，这样才能有针对性地和有效地驾驭与控制它。否则盲目地压抑和掩饰有害于自身情绪系统的健康发展，又不利于良好人格的重塑。

（5）暗示法：暗示法是通过语言的暗示来纠正或改变人们某些行为或情绪状态的一种心理调适方法。自我暗示指通过有意识地将某种观念暗示给自己，从而对情绪和行为产生影响。癌症患者可以每天数次在内心里坚定有力地对自己说："要想开一些快乐一些"、"这没什么"、"我能挺过去"、"我现在很好"。自我暗示、自我意念能给人带来"期望效应"是符合科学原理的。一个人对自己的期望越大，动力就越强，实现期望的措施也越多，因而所产生的期望效果也越佳。

（6）宣泄法：宣泄法就是通过适当的途径将压抑的不良情

绪释放出来。通常可以用以下方式进行合理宣泄，高声唱歌、大声呼喊、哭出声来、文体活动，或者求助咨询师，通过向其倾诉，缓解来自不良情绪的压力。

（7）改变不良认知法：改变不良认知就是用纠正不正确或不合理的信念来对抗非理性思考方式，以消除情绪困扰和行为异常的一种自我心理调节法。合理信念产生合理的情绪行为方式，不合理信念则产生不合理的情绪行为反应。世界上不可能凡事都顺着个人心意，因此癌症患者要用理性的思维看待疾病，正视并接受患病这个事实，由此可以避免负性情绪产生。

（8）放松法：自我放松是一种通过放松自己的躯体和精神，消除焦虑而获得抗应激效果的自我心理调节方法。当人们面临挫折与冲突时，学会自我放松可远离消极情绪的困扰与伤害。具体做法：深呼吸一口气——慢慢把气吐出，这样循环往复，直至过度紧张反应消失为止。另一种放松的方法：平卧，从上至下、从左至右分别使身体各部肌肉紧张起来，然后再放松。做完之后，安静地松弛几分钟。

（9）转移法：转移注意力是心理保健重要方法之一。当心理问题出现时，可以通过换环境、参加娱乐活动等方法转移注意力，例如爬山、旅游，回归大自然，使身心放松，眼界开阔，心胸豁然开朗，同时还可以受到大自然的启发。

每个人都有最适合自己的心理调适方法，重要的是行动起来，增强心理免疫力，对于疾病的康复有着非常重要的作用。需要强调的是，以上调节方法对于有轻度心理障碍的人能起到一定的缓解和调节作用，对于中度以及严重的心理障碍的人，建议到专门的机构找专业的咨询人员来一起解决问题。

194. "我没有做过任何坏事，为什么让我得癌症"这样的心理怎样调节？

一些癌症患者总爱说"我一生没做过坏事，怎么就得了这个病"。还有的患者会说"为什么我会这么倒霉，得这种病"。这些患者把疾病和道德、命运联系到一起。其实，这种联系是没必要，也是不符合科学道理的。癌症是一个非常复杂的疾病，与环境污染、饮食习惯、遗传倾向等有关。如同高血压、糖尿病、脑血管病一样，每一个人都有可能罹患，并非与命运、运气、道德有关，因此患者要正确认识疾病发生的客观原因，不必陷入过度自责或自怨心理之中。

195. 如何应对对手术的紧张、焦虑、害怕？

对紧张、焦虑和害怕的自我心理调适方法：

（1）进行积极的自我暗示：如"相信自己"、"别的手术患者也经历过，我觉得我也能够经受住"、"手术前紧张是正常的，别的人也紧张，做个深呼吸，放松自己。"

（2）深呼吸松弛训练：端坐在椅子上或靠在床头，双膝自然分开，双眼平视正前方，两手自然下垂，手心朝前；然后微闭双眼，慢慢使自己平静下来，均匀缓慢地深吸一口气，同时两手握紧；再慢慢地吐气，同时两手松开，让全身肌肉松弛下来。如此连续进行松弛训练2~3分钟。

（3）意象法：通过大脑里面去想象一些美好的事物如优美的景色，或者想象经历过的最得意最开心的事，用心去体验和回味当时的情景和心情。

196. 患者后悔自己以前的生活方式，长期处于懊恼自责中，怎么办？

后悔是一种自我反省的过程，也是一种正常的生理心理机制。悔恨这种情绪的积极含义在于提供额外的能量去记住过往的经历以及总结出经验，避免错过好的事物。但是，光悔恨、后悔是无济于事的，与其悔恨过去，不如改变现在。因此，首先不要和自己的后悔痛苦做斗争，而是先接纳自己的悔恨，了解悔恨对自己的积极意义；其次，采取正确适宜的方式去宣泄痛苦；再次，正视疾病，着眼当前的治疗，积极进行康复。

197. 如何能尽快回归家庭、回归社会？

治疗后，疾病或是治愈或是进入到一个稳定的状态，患者就会面临下一个问题，即如何将"患者"顺利转变回"爱人"、"父/母"、"子/女"、"同事"等角色。患者可能会闷在家里怕见人，也怕跟人聊有关疾病的话题，别人太关心会觉得是可怜，不关心又会认为别人冷漠。而这种固守自封的状态会让患者越发孤独，甚至还会增加恐惧感，这对康复是大大不利的。患者应该试着敞开心扉，首先从与伴侣、亲人、朋友倾谈开始，对亲朋好友说出心中的希望与恐惧，这种沟通能够获得理解与支持，回到家庭的怀抱中。接下来，患者应该主动走进社会，可以参加一些团体活动，如病友俱乐部、兴趣爱好俱乐部等，抗癌明星的榜样作用、与病友间的沟通与交流、丰富的文体活动等，这些社会支持都会减少孤独与恐惧感。再加上善于进行自我心理调节，患者就可以逐步回归到正常的生活中去，并且拥有积极、向上、乐观的生活态度。

198. 怎么克服对死亡的恐惧？

其实，癌症不过是一种慢性病，只是程度较重些罢了。带瘤生存数年、数十年的人不在少数，恢复痊愈的也有。癌症的治愈，除了医生和药物外，更主要的是要靠自身的抵抗力、免疫力和自愈力。如果一听是癌症就忧心忡忡，恐惧死亡，反而会影响自身的免疫力，甚至加重病情。如果安然处之，放下心来，保持精神生命和自然生命良性互动，病情反而会减轻，恢复和治愈的可能会更大。退一万步说，人生自古谁无死？一位哲学家说得好：每个人都是"不按自己的意愿而生，又违背自己的意愿而死"。生命有始有终，有出生，就有死亡，生命的周期不可逾越，每个人都要走完自己的人生。生命的最后一程怎么走完，往往也是身不由己。不如我们顺其自然，放松下来。有一位患者，她得知自己患了癌症之后，还活跃在大学的讲坛上。她战胜了自己，坦然面对，在课堂上向她的学生告别，发表了一篇"变暗淡为辉煌"的留世之作，人人敬仰。还有一位患者，几次病危，几次住进重病监护室。朋友们干脆，就在这个时候把挽联和悼词，先念给他听了。活着的时候，就看见自己的"盖棺定论"，也是人生一件幸事。而且，生命达到了一种超然自逸的境界，这是生命的一种智慧。是的，生命的最后一程，既然人人不可避免，又为什么要恐惧呢？何不走得平和点儿？何不走得潇洒些？何不走得有尊严呢？

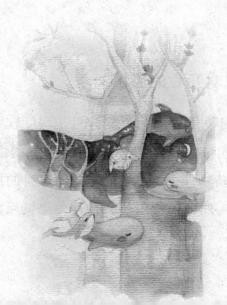

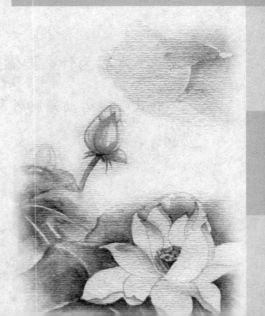

五、功能康复篇

◎ 呼吸功能锻炼

◎ 肢体功能锻炼

（一）呼吸功能锻炼

199. 什么是腹式呼吸？

人类的呼吸通常分为两种方式：胸式呼吸和腹式呼吸。胸式呼吸是以胸廓为起伏进行的呼吸运动，而腹式呼吸则是以腹肌为动力所进行的呼吸。一般情况下，我们通常是胸部和腹部联合运动进行呼吸运动。腹式呼吸运动的方式为吸气时腹部尽量向外鼓起，呼气时腹肌自然放松，将气体呼出。建议吸呼比为 1:（1.5~2），吸气时如果用 1 秒的话，呼气就应该用 1.5~2 秒。胸外科术后患者最好再配合缩唇呼吸，鼻吸口呼，用鼻子深吸气，呼吸时，嘴唇撅起呈吹哨状，缓缓将气体呼出。

200. 手术后为什么要做腹式呼吸？

腹式呼吸运动是胸外科术后非常好的一种锻炼方式，优点有：

（1）增加肺活量：肺活量是指在尽力吸气后再尽力呼出的气体总量，代表肺一次最大的机能活动量，是反映身体状况的重要指标之一。一般情况下，肺活量越大越好。腹式呼吸正是可以增加肺活量的好方法。

（2）促进肺复张：正常情况下，我们的胸腔里呈负压状态。吸气运动时，将空气"抽吸"到肺内，血液在肺部与氧气相结合，再由心脏泵到身体的各个器官去。患者肺癌手术后，会在手术部位放置胸管（或引流管），目的是将手术一侧的气体和液体引出。只有将多余的气体和液体引出，肺才可能会重新打开，也就是"复张"，胸腔内会重新建立负压状态。腹式呼吸运动在吸气时会迫使膈肌下降，膈肌将胸腔和腹腔分隔开，膈肌下降会使胸腔内负压增加，可以促进肺的复张。

（3）增加氧合：腹式呼吸是由腹肌用力地深呼吸，这种深呼吸可以吸进更多的空气，人体可以利用到更多的氧气，使各器官用氧更为充足，从而保证器官的正常运作。

（4）缓解疼痛：外科术后患者因为伤口的关系会常常觉得疼痛，深呼吸可以降低疼痛的感觉。另外，由于胸外科手术的伤口通常在胸壁上，患者尽量采取腹式呼吸，减少胸廓起伏牵拉伤口可以有效缓解伤口的疼痛。

201. 什么是有效咳嗽？

有效咳嗽是在腹式呼吸的基础上进行的一种主动咳嗽。它是相对于"无效咳嗽"而言的一种咳嗽方式，是胸外科术后患者十分重要的锻炼方式，对患者的康复至关重要。

202. 手术后为什么要做有效咳嗽？

做完胸外科手术的患者，经常会被医生或者护士要求"咳嗽"。很多患者都很疑惑，"我没感觉有痰，可以不咳嗽吗？"或者"我真的很疼、很虚弱，还要咳嗽吗？"。那么，为什么胸外科术后患者一定要做有效咳嗽呢？主要原因如下：

（1）排痰：如果肺内或气管内有痰，务必要咳嗽出来。不然痰液积在肺中，可能会造成肺部感染、肺不张等，这些是医生不希望看到的"并发症"。如果出现了并发症，可能会延长住院时间、增加住院费用、给患者造成痛苦。痰液的蓄积也不利于患者吸收新鲜的空气，久而久之，身体可能会缺氧。

（2）促进肺的复张：有效咳嗽也会起到促进肺的复张作用。有的医生比喻有效咳嗽的过程好比"涡轮增压"，用力咳嗽会震荡肺部，促使肺重新张开。

203. 如何做有效咳嗽？

方法：先进行 2~3 次腹式呼吸；在最后一次吸气末，屏住呼吸 2 秒钟；突然打开气道和口腔，胸腔和腹腔联合用力呈爆发性咳嗽，把空气从肺内驱逐出来。在这个过程中，如何才能体现出咳嗽是"有效"的呢？个别患者可能会因为伤口疼痛不敢用力咳嗽，就会用嗓子咳痰，这种咳嗽我们认为是"无效"的，它不能起到应有的作用，还有可能伤害到喉咙。最好患者的咳嗽是一种"气沉丹田"、"发自肺腑"的咳嗽。

204. 每天做几次有效咳嗽？

做完胸外科手术后的患者，最好每两个小时做几次有效咳嗽。咳嗽的最佳时机是在雾化吸入之后，因为这时的痰液是最稀释的、最松动的，是最易咳出的状态。临床中，有很多因素导致患者不能按时咳嗽。

（1）休息和睡眠：术后锻炼固然重要，但休息和睡眠也同等重要。患者应平衡好锻炼和睡眠的关系，锻炼与休息要适度结合。理想的方式应为：夜间保证良好的睡眠，白天尽量按照医护人员的要求进行锻炼，中午午休。尽管咳嗽很重要，但并不是咳嗽得越多，康复得越快。所以，适时休息也是允许和必要的。

（2）其他特殊情况：如医生交代暂时不要剧烈咳嗽，或者

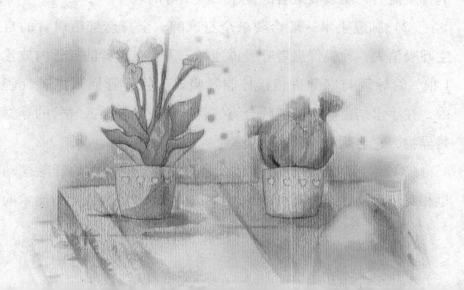

患者出现心慌、头晕、胸闷等不适宜做有效咳嗽的情况。出现这些情况时，只要遵医嘱好好休息就可以了。

205. 痰是如何产生的？

我们的气管和支气管每天都在分泌液体，用于湿润黏膜和粘住空气中的灰尘和微生物，每天大约会产生 100ml 左右的液体，这就是痰。

206. 为什么肺癌术后患者会产生痰？

即使不做手术，人类的气管和支气管每天也会产生痰液，用于湿润黏膜和黏住空气中的灰尘和微生物。肺癌手术后的患者痰会增多。

（1）很多肺癌患者吸烟多年，吸烟是一个刺激气管产生痰液的重要因素。而且吸烟对于气管内纤毛破坏较大，会影响纤毛的排痰能力，所以吸烟者的痰比不吸烟者的痰多。

（2）肺癌手术一般会要求全身麻醉。全身麻醉后患者的自主呼吸消失，为确保患者呼吸道通畅，需要在患者的气管内放置1根气管导管与麻醉机相接控制呼吸。气管导管插入患者气管内，在手术结束后，麻醉师会将气管导管拔除。插入气管的导管是异物，它会刺激气管产生痰。

（3）术后患者的活动相对于术前较少，气管内的纤毛摆动也相对于运动状态时有所减少，所以术后患者的排痰能力比术前下降。

肺癌术后患者需要咳嗽来进行排痰，以减少炎症。

207. 咳嗽时伤口很疼怎么办？

咳嗽时伤口疼痛是十分正常的表现，咳嗽对患者的康复非常重要，所以尽管有一些疼痛，医护人员还是会要求患者尽可能做有效咳嗽，帮助自己快速康复。但是也有一些方法可以减轻伤口疼痛，如他人可以将手掌放在伤口两侧，在患者用力咳嗽时，垂直于伤口向内用力，这样可以减轻伤口的张力，降低伤口的疼痛感觉。另外，如果疼痛难忍，可以稍作休息，或在使用镇痛药后疼痛缓解再继续咳嗽。

208. 什么是雾化吸入？

雾化吸入是将含有药物的溶液经过雾化吸入器加以汽化，气化成患者可吸入的雾状小液滴，随患者呼吸送入气道和肺部的一种给药方式。

209. 如何叩背？

患者最好选择坐位进行叩背，叩背时不宜穿厚衣物，以免影响叩背效果。时间最好是患者每次做完雾化吸入后，因为此时痰液是最稀释的时候，较易排出。叩背者站在患者健侧（未手术一侧），右手五指并拢呈碗状，如同握鸡蛋一样，用腕部用力叩击患者健侧后背，可听见空空的回响声，力度以患者不感觉疼痛为宜。叩击方向从下向上，从外向内，这样可以使痰从肺的边缘向中心移动，帮助患者咳出。叩背应避开伤口、纽扣、拉链和脊柱。

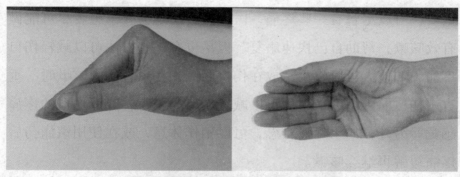

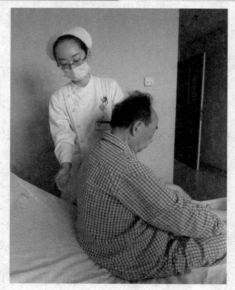

（二）肢体功能锻炼

210. 为什么术后会觉得手术侧的上肢和肩膀疼痛？

胸外科术后患者在手术后第二天往往会觉得手术侧的胳膊和肩膀十分酸痛，这与手术当中摆的体位有关。在手术过程中，医生为了最大限度地暴露手术区域，会让患者侧卧在手术床上，上肢举起在头侧，露出胸部以便手术。几个小时下来，上举的胳膊和肩膀由于一直摆同一个姿势就会觉得僵硬、麻木和酸痛，这是正常现象。

211. 什么样的患者术后不能过度活动手术侧的胳膊？

小切口开胸的患者，因会有一根引流管放置在切口附近的肌肉层内，叫做皮下引流。过度频繁活动术侧胳膊会造成肌肉与引流管的摩擦，有出血的可能。术侧上肢进行日常的刷牙、擦脸等动作是可以的，需要避免肩关节大幅度、频繁地活动。

212. 如何进行上肢活动锻炼？

最基本的上肢活动锻炼，就是床上刷牙、梳头，手术后要鼓励患者自理，也是从术后第 1 日早晨起床刷牙开始。术后第 1 日即可开始做肩臂的主动运动，方法包括术侧手臂上举、外展、爬墙以及肩关节向前、向后旋转，拉绳运动等，以使肩关节活动范围恢复至术前水平。

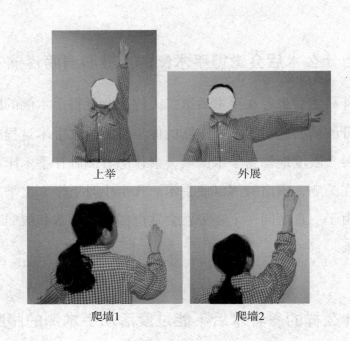

上举　　　　　　　　　　　　外展

爬墙1　　　　　　　　　　　　爬墙2

213. 如何进行床上下肢活动锻炼？

手术结束患者清醒后，即可在床上开始下肢活动，最初可从脚腕部向左、向右旋转开始，膝关节也可以弯曲-伸直交替的形式活动。床上下肢活动的方法多种多样，术后第 1 日起，患者可根据自身情况从下列示范中选择继续进行。

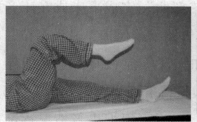

双下肢轮流屈伸，抬高

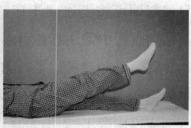

双下肢轮流抬高，脚部
做环形运动

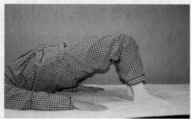

膝盖弯曲，双足蹬床使
臀部抬高，保持几秒钟

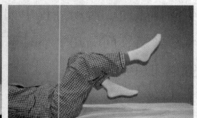

双下肢抬高，模拟空中
蹬自行车

214. 手术后下床时需要注意些什么？

在病情稳定的情况下，患者需尽早下床活动，以减少并发症发生，如肺不张、坠积性肺炎、深静脉血栓等，同时能促进肠蠕动，减少术后腹胀。下床活动，要根据自己体质、病情而定，活动需循序渐进。手术后患者卧床时间较长，下床时需避免体位改变过快过猛，以防头晕跌倒，即医护人员所说的术后下床需要注意预防**直立性低血压**。一般来说，在病情平稳的情况下，术后第2~3日晨起即可按上述"下床三部曲"完成下床或在床旁站立移步。活动过程中需注意各引流管路妥善保护，避免牵拉，出现头晕、气促、心动过速、心悸和大汗等症状时，应立即停止活动。术后第3~4日起，可在他人扶持下围绕病床行走3~5分钟，活动范围应以床旁1~2步为宜，以后可根据患者情况逐渐增加活动量。需要特别注意的是，术后3日内，胸管未拔除期间不宜去卫生间排尿便。活动过程中如果患者感觉眩晕，应让其平卧，待症状缓解后，间隔几个小时再下床。下床活动以患者不感到疲倦为宜，切忌疲劳作战。

215. 手术后几天可以去户外？

什么时候可以去户外要根据手术情况、患者身体恢复的情况、个人的身体素质、有没有病情随时可能变化的危险因素而定，最好是听取医生的意见后，根据自身体力而定。去户外活动时要注意保暖，谨防感冒。

216. 为什么手术后要活动下肢？

术后活动下肢的主要目的是为了防止下肢静脉血栓的形成。手术易损伤血管壁，使血小板凝聚功能增强，纤维蛋白溶解能力

直立性低血压：是由于体位的改变，如从平卧位突然转为直立，或长时间站立发生脑供血不足引起的低血压。

下降，加之恶性肿瘤本身就会释放促凝物质，提高血液凝血因子活性，导致患者血液黏稠。此外，患者经过长时间手术，且术后卧床或者半坐卧位时间较长，使下肢肌肉长期处于松弛状态，因重力因素影响，使下肢血液回流受阻，导致血流缓慢。这些因素均可诱发下肢深静脉血栓。而早期活动可促进患者血液循环，防止下肢静脉血栓形成，避免因肢体肌肉不活动而导致肌肉萎缩。因此，患者术后要尽早地、适度地活动下肢。

217. 什么是下肢深静脉血栓？

深静脉血栓是指血液在深静脉腔内不正常地凝固，阻塞静脉管腔导致静脉回流障碍的一种急性危重病症。而血液在腿部静脉内不正常地凝结、阻塞管腔，导致静脉回流障碍，这就是下肢静脉血栓。容易导致下肢静脉血栓形成的原因包括长期卧床、血管损伤、恶性肿瘤、肥胖、血栓史、下肢静脉曲张、年龄、留置中心静脉导管等。

218. 为什么肺癌术后易发生下肢深静脉血栓？

肺癌术后引发下肢深静脉血栓的原因是多方面的。首先，胸外科肿瘤手术范围大、时间长，术中易损伤血管壁，促进血小板凝聚功能增强，使血液更易凝集。此外，术后放置胸腔负压引流，使患者长时间卧床，或者半坐卧位，使下肢肌肉长期处于松弛状态，因重力因素影响，使下肢血液回流受阻，导致血流缓慢。最后，肿瘤细胞会释放促凝物质，提高血液凝血因子活性，使肿瘤患者血液处于高凝状态。而研究表明静脉内膜损伤、血流缓慢和高凝状态是导致深静脉血栓形成的三大要素。因此，肺癌术后易发生下肢静脉血栓。

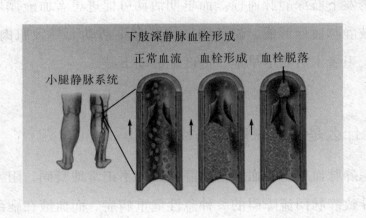

下肢深静脉血栓形成

小腿静脉系统　　　　正常血流　　血栓形成　　血栓脱落

219. 血栓会对人体有哪些危害？

下肢静脉血栓如不及时治疗或治疗不当，可致患肢功能完全或部分丧失而致残；如果发生栓子脱离原发部位，则可引起急性肺栓塞（PE），阻塞了肺动脉主干或大的分支，可引起大面积肺梗死，这是一种十分凶险的情况，患者常在数小时内死亡。因此，下肢静脉血栓应早预防、早发现、早治疗。

220. 为预防血栓可以采取哪些措施？

目前预防下肢静脉血栓的方法包括机械性预防和药物预防。机械性预防包括按摩下肢、弹力袜、间歇性压力泵等，主要是通过促进下肢的血液循环来预防下肢静脉血栓。国外研究表明：手术后穿弹力袜的患者的下肢深静脉血栓形成的发病率仅 5.6%，而不穿弹力袜的患者发病率可高达 24%，由此可见，穿弹力袜有明显预防下肢深静脉血栓形成的作用。药物预防是指通过应用一些抗凝的药物来预防下肢静脉血栓，比如注射低分子肝素。医护人员会根据患者发生静脉血栓的可能性来决定采取哪些方法。

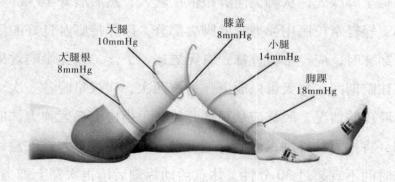

221. 抗血栓弹力袜的原理是什么？

手术时间长、术后患者卧床等，都可能造成手术后下肢静脉血栓。此外，恶性肿瘤、肥胖、高龄、留置中心静脉导管等也容易导致下肢静脉血栓的形成。术后穿弹力袜，通过由脚踝到大腿逐级递减的压力，利于下肢血液的回流，有效预防下肢静脉血栓的发生。

222. 如何正确穿着抗血栓弹力袜？

患者手术回病房后，护士立即为患者穿上弹力袜。出院后，每日早晨穿戴弹力袜，因为此时腿部血管系统处于启动最大功能的状态，是穿戴弹力袜的最佳时间。若已起床应重新躺下平卧抬起下肢10分钟，使静脉血排空再穿，穿时如遇困难，可用滑石粉涂擦患肢，以便容易套上。开始时由护士及家属为患者穿袜，逐渐由患者自己穿袜，以保证出院后能每天坚持穿袜。穿袜时将袜外翻至脚踝处，从脚尖向脚跟依次套入，然后展开至踝部及小腿部。轻轻牵拉医用弹力袜的脚尖部分，以保持脚趾良好的活动性。穿袜时，应经常检查袜子有无皱褶、滑落，以免影响效果。

住院期间，每天可以脱下弹力袜两次，建议早晚各一次，检查下肢皮肤情况。脱袜应从顶部开始，手指协调抓紧弹力袜的内外侧，将弹力袜外翻，慢而稳地把弹力袜顺腿脱下。需注意每次脱袜时间不宜超过30分钟，休息活动片刻后请再次穿上弹力袜。出院后，患者应遵从医生指导决定穿戴与脱袜时间。

223. 弹力袜如何保养？

弹力袜需保持清洁，应用温水、中性皂液手洗，不要用力过猛，避免损害特殊弹性纤维，请勿使用漂白剂、热水或洗衣机清洗。洗后不要拧干，用手挤或用干毛巾吸除多余的水分，吊挂或平铺阴干，避免阳光暴晒损伤袜子。穿久产生的弹力袜线头勿拉剪。请勤剪手脚指甲，在干燥的季节要预防脚后跟皮肤皲裂，特别注意在穿或脱弹力袜时，避免刮伤弹力袜。此外还要经常检查鞋内是否平整，防止杂物造成弹力袜不必要的磨损。

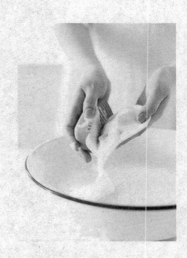

五、功能康复篇

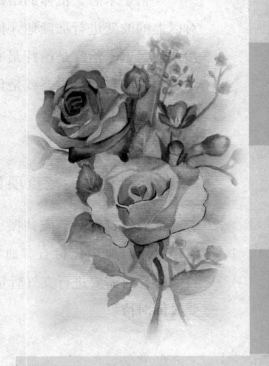

六、日常生活与复查篇

◎ 异常症状处理
◎ 家庭吸氧
◎ 健康生活

224. 外科手术后为什么需要复查？

外科手术后，机体的结构和相应的功能都会出现改变。需要对以上的改变进行准确地评估。另外，肿瘤的转移或复发是可以预期的，手术治疗是治疗最有效的手段，但不能完全根治肿瘤，术后复查的目的最主要就是预防复发，其次判断手术效果及预后情况。

225. 外科手术后复查项目有哪些？

术后复查包括脑磁共振、腹部彩超、胸部 CT 检查、颈部淋巴结超声、血生化检查、血常规检查、血肿瘤标志物检查等项目。必要时需要进行支气管镜检查、骨扫描检查等，具体情况需要具体对待。

226. 复查多长时间没有复发就说明痊愈了？

肿瘤一般需要较长时间的反复治疗。早期肿瘤治疗即使可以做到根治，但是因为肿瘤与环境、基因等多重因素有关，复发或再次患肿瘤的可能性依然存在。

227. 手术治疗后复查需要持续多长时间？

术后第 1 年，每 3 个月复查一次；第 2 年，每半年复查一次；以后每年复查一次，持续终生。术后第 1 年并不是每次复查都查胸部 CT，主要是复查与手术相关的项目。但术后每年至少要做一次胸部 CT 复查，有助于发现肺部微小病灶转移并及时治疗。尤其是Ⅲ期非小细胞肺癌术后患者，更要进行定期复查。

228. 化疗结束后应该多长时间复查？

肺癌的化疗通常需要 4 个周期。在完成全部化疗周期后，首次复查时间在结束 1 个月内进行。以后 2 年内每 3 个月复查一次。2 年后每 6 个月复查一次，复查内容基本与化疗前的检查相同。肿瘤患者定期复查和及时随诊可以及时发现有无复发和转移，便于及时治疗，提高患者的生存期。

229. 做患者复查如何选择医院？

为了保证检验的可比性，可在同一家医院、相同的检验方法连续检验。最好在治疗所在医院做肿瘤标志物的检验。如果某一项肿瘤标志物高出正常值很多，应该考虑是否有复发或转移。需要诊断明确时还要结合临床表现和影像学检查来判定。

（一）异常症状处理

230. 伤口多久才会愈合？

由于影响伤口愈合的因素有很多，因此没有确切的伤口愈合时间。影响伤口愈合的因素包括：

（1）年龄：年轻人伤口愈合比老年人快，儿童因新陈代谢速度快，愈合时间较成人快。

（2）营养状况：蛋白质和维生素是促进伤口愈合的重要营养物质。贫血患者因伤口获得养分不足会延迟愈合。

（3）伤口有异物，感染或出血会阻碍伤口的愈合。

（4）局部血液供应：伤口周围如有充足的血液循环可供给营养、白细胞、抗体等，同时带走代谢产物而促进愈合；若伤口周围水肿或淤血，则受伤部位供血不足。

（5）活动情况：受伤部位过度活动使伤口边缘分离而影响愈合。

231. 伤口有渗液怎么办？

伤口处有渗液时建议前往医院就诊，并进行相关检查，明确是否有感染或伤口裂开的情况发生。若渗液较多，将敷料渗湿，则应立即前往医院更换敷料并进行相应处理。

232. 伤口有些痒怎么办？

引起术后伤口部位发痒主要有两种：生理性原因与病理性原因。在伤口恢复时，各种组织都要加快生长来替补受损的部分，但它们的生长速度不一样，结缔组织生长最快，上皮组织次之，神经组织生长最慢。当伤口快长好时，神经末梢才长进新生的结缔组织和皮肤。新生的神经末梢十分敏感，稍受刺激就产生冲动，而导致产生痒的感觉，此为生理性原因。而由于伤口炎症或伤口处有异物等则是导致伤口发痒的病理性原因。对于生理性的伤口发痒，一般不需要做特殊处理，但要注意避免抓挠伤口。如果患者实在难以忍受，可在医生指导下使用一些止痒的药物。对于病理性原因导致的伤口发痒，首先应该注意控制伤口炎症，在医生指导下用生理盐水冲洗伤口，同时服用相关药物辅助治疗。

233. 伤口周围有一种麻木的、蚂蚁爬的感觉，怎么办？

皮肤能够感知疼痛、烧灼、瘙痒等感觉是由于皮肤的感觉神经末梢十分丰富。在伤口恢复时，各种组织都要加快生长来替补受损的部分，但它们的生长速度不一样，而神经组织生长最慢。在皮肤神经组织尚未完全恢复时，伤口周围的皮肤会感觉麻木，这是正常的生理反应，无需担心或做处理。但是，若此类麻木的感觉持续较长时间，则应给予关注，前往医院就诊。

137

234. 伤口有些红肿，怎么办？

伤口周围有红肿可能是伤口感染的表现。由于伤口感染严重时会引发菌血症，甚至导致死亡。因此，伤口红肿时，应密切注意伤口周围症状是否有进展，或是否伴有体温升高等全身症状的发生。若出现伤口破溃、脓肿形成等，应尽快前往医院就诊，遵医嘱服用抗菌药物，并予以局部热敷，或引流等处理，促使炎症消散吸收。

235. 出院后一直干咳怎么办？

手术对肺组织的损伤，造成局部慢性炎性反应，以及手术后形成的瘢痕、气道内缝合线等异物的刺激，是造成术后刺激性咳嗽的最常见原因。因此患者出院后出现持续干咳时无需紧张，随

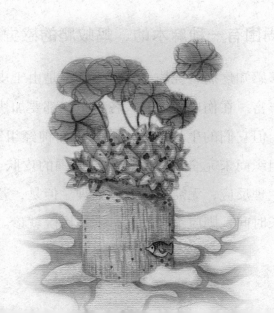

着时间的推移，此症状会渐渐减轻直至消失。但在咳嗽时，患者需注意伤口固定，以免剧烈咳嗽影响伤口恢复。

236. 什么是物理降温？

物理降温是用低于人体温度的物质作用于人体皮肤，通过神经传导引起皮肤血管的扩张或收缩，增加皮肤的散热能力，从而达到降低体温的方法。物理降温分为局部降温和全身降温，局部降温包括使用冰袋、冰帽；全身降温包括温水擦浴、酒精擦浴、使用冰毯机。

237. 如何做物理降温？

（1）局部降温：我们最常使用冰袋，使用冰袋时先检查冰袋有无破损，检查患者用冷部位皮肤有无破损，避免患者皮肤和冰袋直接接触，冰袋可用小毛巾包裹，或者隔有衣物；冰袋应放置在前额、头顶部和体表大血管流经处（颈部两侧、腋窝、腹股沟、腘窝等处）；禁止放置在心前区、枕后、足底、腹部等处；用冷时间最长时间不超过 30 分钟，随时观察局部皮肤情况，确保患者局部皮肤无发紫、麻木及冻伤，如有异常立即停止用冷。

（2）全身降温：常用温水擦浴和酒精擦浴，温水擦浴方法：盆中盛 32~34℃温水，毛巾浸在水中拧至半干擦拭患者双上肢、腰背部、双下肢，擦至腋窝、肘窝、手心、腹股沟、腘窝处稍用力并延长停留时间，以促进散热；环境安静整洁舒适、室温适宜、关闭门窗。酒精是一种挥发性液体，刺激皮肤血管扩张，擦浴时在皮肤上迅速蒸发带走机体大量热能，散热效果强，操作方法同温水擦浴法，酒精浓度25%~35%，对酒精过敏和有出血倾向高热患者禁用。

238. 为什么发热时要保持口腔卫生？

我们口腔的温湿度和食物残渣非常适宜微生物的生长繁殖，致使口腔内存有大量致病和非致病菌。当机体处于健康状态时，机体抵抗力强，唾液中的溶菌酶具有杀菌的能力，再加上喝水、进食、漱口、刷牙等活动可达到减少和清除致病菌的作用；当机体出现异常，发热时机体水分大量蒸发，患者唾液减少，口腔黏膜干燥，这种口腔环境十分利于病菌迅速繁殖，极易引起口腔炎、黏膜溃疡等口腔疾患，所以患者发热时还应特别注意口腔的卫生情况。

239. 发热时为什么要多喝水？

因为需要补充身体丢失的水分，防止患者虚脱；多喝水有利于通过代谢帮助散热。人体体温升高时心率和呼吸都会有不同程度的增快，人体细胞代谢也会增快，各种代谢都需要水的参加，所以机体此时对水的需要量会增加，消耗也就会增多；高热时人体为维持相对正常的温度，就要进行自身的调节，其中很重要的一点是通过皮肤蒸发散热，高热患者常伴有不同程度的出汗，也增加了水分的丧失，呼吸加快也会挥发一定的水分，所以患者发热时应该多喝水。

240. 发热到什么程度需要尽快到医院就诊？

出现不明原因的反复发热或持续发热使用药物降温和物理降温不缓解的情况下需要患者及时到医院就诊，切勿擅自反复使用退热药，以免延误病情。

241. 手术后为什么会感觉疲乏？

手术后疲劳综合征是指患者在大手术后表现为极度疲劳，不能集中注意力，行为缺乏主动性思维的一组症候群，持续数天至1个月不等。与手术创伤的大小、术后营养摄入减少、营养状况减退、术后心肌功能受损、心情焦虑抑郁有关，大手术也会引起机体内分泌、代谢等一系列改变。癌因性疲乏因素，是由于癌症患者长期睡眠休息不足、生活学习规律被打乱、营养不良、恶病质、疼痛、体重减轻、毒性代谢物、贫血、卧床、药物治疗所造成的。

242. 感觉疲乏怎么办？

以下方法可帮助患者减轻疲乏：

（1）行为放松技巧：如渐进式肌肉放松、冥想放松、减敏感法及意念想象等。必要时可以去心理门诊就诊，咨询心理医生。

（2）音乐治疗：研究发现，选择平静和缓的音乐可有效减轻患者的焦虑和抑郁，达到缓解疲劳的效果。可以听一些自己感兴趣的音乐，时间不宜过长，每次 60 分钟为宜，并变换乐谱。音量大小适宜，以不大于 70 分贝为佳。

（3）有氧运动：有氧运动是最好的生理镇静剂，运动时机体神经系统产生微电刺激，这种刺激能缓解肌肉紧张和精神抑郁，而且能使大脑皮层放松，减轻心理紧张。进行有氧运动需评估患者的脉搏和活动耐受度，根据患者情况调节活动量。运动需循序渐进，任何呼吸短促、脉搏加快、肌肉酸痛等不适症状均需注意。散步、骑车等活动均可，每次 30 分钟，每天 1~2 次。

243. 什么是咯血？

咯血是指喉部以下的呼吸器官（气管、支气管或肺组织）出血，并经咳嗽动作排出的过程。肺癌患者咯血主要是由于肺组

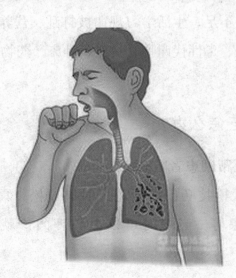

织血管丰富及肿瘤的侵入，是肺毛细血管通透性增加，血液渗出。早期可出现痰中带血，或少量咯血，当病变组织侵入较大的血管或肿瘤细胞本身坏死、溶解、溃疡时即可出现中等量咯血或大咯血，此时易引起休克、窒息甚至危及生命。

244. 咯血怎么办？

需要尽快就诊。在家里时要保持环境安静，平稳患者情绪不要慌张，患者平卧头偏向一侧，保持安静，这样可使心跳减慢、血压降低，便于止血，轻轻拍背将血咳出，不能憋气以免诱发喉头痉挛，使血液引流不畅，形成血块，导致窒息。如发现咯血突然停止，并出现胸闷、烦躁、出冷汗，甚至面色发紫，则表示出现咯血窒息，可取头低足高位，并轻轻拍背，同时将患者嘴撬开（取下义齿），把口腔及咽喉部血块掏出，这样可使气管内积血受重力影响流向口腔，减少堵塞，使部分患者窒息得以缓解。

245. 肺癌术后为什么会声音嘶哑？如何恢复？

最常见原因是全身麻醉术中气管插管造成的咽喉部机械性损伤导致的短期内声音嘶哑，休息一段时间即可恢复。还有可能是术中因某些原因伤及支配声带的喉返神经或是肿瘤侵及压迫喉返神经造成的声音嘶哑。此时则需探究损伤的原因，若为喉返神经挫伤则可能逐渐恢复，若切断损伤，手术后半年，由于健侧喉返神经代偿作用，声嘶可能改善或恢复。也可考虑营养神经治疗或是手术治疗。

246. 什么是皮下气肿？

胸部皮下组织有气体积存时谓之皮下气肿，以手按压皮下气肿的皮肤，可引起气体在皮下组织内移动，可出现捻发感或握雪感。用听诊器按压皮下气肿部位时，可听到类似捻动头发的声音。胸部皮下气肿多由于肺、气管或胸膜受损后，气体自病变部位逸出，积存于皮下所致。

247. 发生皮下气肿怎么办？

通常情况下，对于皮下气肿无需特殊治疗，但应及时控制气体的来源，包括气胸的引流，手术治疗气管、支气管、肺或食管的损伤等，及时去除了这些引起气肿的原因。定时沿气肿部位最大下界、自下而上，按压推挤皮肤，一般 2~4 小时挤压皮下气肿一次，促使气肿排出。咳嗽、活动、排便时都避免过于用力而加重皮下气肿。一般皮下气肿往往可以在几天之内自行吸收。如气肿严重或积气大量集中的话医生会安排插管排气。

248. 肺癌患者为什么会觉得胸闷、气短？

肿瘤压迫或阻塞主支气管或叶支气管时，可影响肺功能，还有可能出现肺不张，而出现胸闷、气急。弥漫性细支气管肺泡癌使呼吸面积减少，并影响氧气的弥散功能，胸闷、气短症状可呈进行性加重，并出现发绀。随着肿瘤的发展，并发胸腔积液，癌性淋巴管炎，肿瘤压迫膈神经发生膈肌麻痹，也可引起胸闷，气急。

249. 感觉胸闷、气短怎么办？

胸闷、气短会影响患者休息及活动，建议患者睡觉时背部垫高，使膈肌下降，减少对肺部的压迫，必要时可以吸氧，有痰液尽力咳出，可以使用一些化痰药帮助清理呼吸道。最主要的还是要从治疗肺癌本身做起，消除胸闷、气短的源头。

（二）家庭吸氧

250. 什么情况下需要吸氧？

吸氧治疗针对缺氧人群才会有效，健康人吸氧并无特殊益

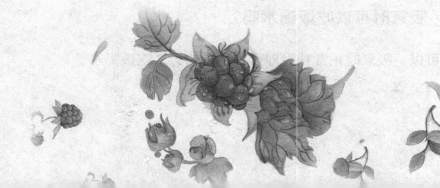

处。吸氧是利用补给氧气改善人体的生理、生化内环境，促进代谢过程的良性循环，以达到治疗疾病、缓解缺氧症状、促进康复和预防病变、增进健康的目的。是否需要吸氧看两个指标：一是抽血查看动脉血氧分压，正常情况80~100mmHg，如果低于60mmHg就已达到呼吸衰竭的程度，需要及时吸氧。另一个指标是通过仪器测量动脉血氧饱和度，如果血氧饱和度低于90%，则需要进行吸氧治疗。因此，患者机体不能代偿时才需要吸氧缓解缺氧的症状。健康不吸氧，补氧需对症。

251. 氧气流量是越大越好吗？

不是。高浓度长时间的吸氧会出现氧疗副作用，常见的有

（1）氧中毒表现为胸骨后灼热感、疼痛，继而出现呼吸频率增快、恶心、呕吐、烦躁、断续干咳。

（2）肺不张：高浓度吸氧后肺泡内氮气被大量置换，一旦支气管堵塞，肺泡内氧气被肺循环血液迅速吸收会引起吸入性肺不张。

（3）呼吸道分泌物干燥

（4）呼吸抑制：见于Ⅱ型呼吸衰竭。

252. 吸氧时可以吃饭喝水吗？

可以。吸氧时正常呼吸即可，不影响患者吃饭喝水。

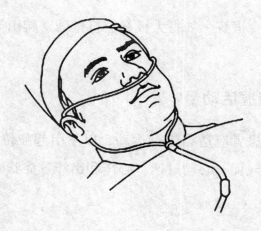

253. 家庭吸氧时有哪些注意事项？

（1）用氧前，检查氧气装置有无漏气，是否通畅。

（2）注意用氧安全，切实做好"四防"——防震、防火、防油、防热。

（3）在患者吸氧过程中，需要调节氧流量时应当先将患者鼻导管取下，调节好氧流量后再给患者戴好；停止吸氧时先将鼻导管取下，再关流量表。

（三）健康生活

254. 肺癌患者出院后可以做哪些运动？

肺癌患者出院后，在日常生活中的运动量不宜过大，可以做

147

一些适当的体育锻炼，如打太极拳、打排球、爬山等。

255. 如何把握活动量？

出院后，患者应适当进行运动，以不引起疲倦和疼痛为宜，若出现头晕、气促、心动过速、心悸和出汗等症状时应立即停止活动。

256. 为什么要坚持运动？

运动对健康有重要意义。研究表明，运动可以提高癌症生存者的心血管系统功能、肌力，降低患者的疲乏及疼痛程度，提升免疫力，帮助患者提升自尊心和幸福感，减少焦虑、抑郁等，提高患者生活质量。但是，患者也应注意对活动量的掌握，以免过度运动导致疲乏等症状的加剧，或影响机体恢复。

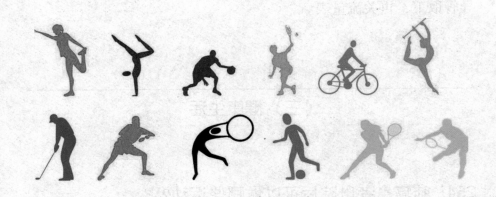

257. 为什么要戒烟?

研究表明,吸烟是许多疾病的患病危险因素,几乎对人体所有器官都有损害。吸烟量越大,烟龄越长和开始吸烟的年龄越早,吸烟相关疾病和死亡的风险越大。戒烟对身体的好处也是显而易见的。停止吸烟后 20 分钟,心率和血压开始下降至正常;12 小时,体内 CO 水平降至正常;戒烟后 2~12 周,循环系统和呼吸系统功能改善;1~9 个月,咳嗽和气短减少。除了这些明显的身体症状外,各种疾病的患病率也都在下降。何时戒烟都不晚,研究表明,即使 60 岁开始戒烟还会赢得平均 3 年的预期寿命。

258. 患癌后还有必要戒烟吗?

有必要。首先,吸烟对于身体的危害毋庸置疑。越早戒烟对身体的好处越多。患癌不代表就不会再得其他疾病,如果继续吸烟,很有可能会得与吸烟有关的其他疾病。其次,癌症治疗的多种手段都需要一个相对较好的体质去承担。如手术,需要患者有较好的心肺功能,心肺功能不好会更容易发生麻醉意外或者术后并发症。放疗和化疗也是一样,体质较弱的患者发生的不良反应会更多更重。那么,吸烟是会影响患者心肺功能,让患者体质变差的重要因素。所以,即使患癌,为了进一步治疗及今后较好的生活质量,戒烟仍是十分必要的。

259. 家属该如何帮助患者戒烟？

首先，不要在患者面前吸烟，更不要给患者递烟。尊重患者的戒烟意愿，帮助患者避免容易吸烟的情境，如外出吃饭、饮酒。对吸烟者付出的努力给予肯定，感谢他为了家人健康着想而做出戒烟这个正确的决定，给吸烟者介绍他人戒烟成功的经验，鼓励其继续坚持。在吸烟者经常吸烟的地方和场合放置一些警示牌，例如"起床时不要吸烟"，"饭后不要吸烟"等；买一些吸烟的替代品，比如口香糖、饮水杯等；鼓励吸烟者用运动、饮水、洗澡等方式度过戒断症状；家属的支持和鼓励对吸烟者是十分重要的。

260. 吸烟是否与肿瘤有关，与哪些肿瘤有关？

医学研究显示，吸烟与十几种肿瘤的发生有关。目前知道与吸烟有关的肿瘤有肺癌、喉癌、口腔癌、鼻咽癌、鼻窦癌、下咽癌、食管癌、胃癌、肝癌、胰腺癌、膀胱癌、肾癌、白血病、宫颈癌等。有数据显示，每天吸烟25支以上的人死于肺癌的比例是不吸烟者的25倍；在经常吸烟者中，开始吸烟的年龄越小，肺癌的死亡率越高。流行病学数据显示，在人群吸烟率大幅下降以后，癌症的总体发病率和多种肿瘤的发病率也随之下降，其中变化最大的是肺癌。

261. 为什么吸烟与发生肿瘤有关？

烟草烟雾中有很多有害物质，如多环芳烃、亚硝胺、放射性物质，其中很多具有致癌性或促癌性。这些致癌或促癌物质通过呼吸道和消化道进入人体，在人体组织中干扰正常的生理和代谢过程，使基因发生突变、移位、丢失等异常改变，最终导致细胞发生癌变。

262. 不吸烟的人是否不会得肺癌？

肺癌的发生受多个因素的影响，其中吸烟是一个很重要的致病因素。除吸烟以外，暴露于空气和职业环境的致癌物、接触二手烟也会增加肺癌的发生概率。例如吸烟者的妻子肺癌死亡率是非吸烟者的 12 倍。为了降低患癌风险，除自己不吸烟外，还需注意不要接触二手烟烟雾及其环境的致癌物。

263. 吸烟者能否避免吸烟的危害？

避免吸烟危害的最好办法是戒烟。吸带滤嘴卷烟和低焦油卷烟，都不能降低因吸烟引起的最终发生肺癌的危害。国际研究显示，吸低于 14 毫克焦油卷烟的男性与吸 15～21 毫克焦油卷烟男性患肺癌的风险并没有降低。吸低焦油卷烟时，可能由于深度吸入和吸入量增加，导致肺腺癌的发病率上升。戒烟可以避免因继续吸烟给身体带来的危害。任何时候戒烟都对身体有好处。戒烟越早，对身体的好处越大。

264. 不吸烟的人如何避免二手烟的危害？

不吸烟的人避免二手烟的最好办法是远离吸烟环境。无论在办公场所、生活场所和娱乐场所，都要注意避免接触烟草烟雾。

265. 吸烟上瘾是怎么回事？

吸烟上瘾，在医学上称之为"烟草成瘾"或"烟草依赖"。指反复吸烟后出现的行为、认知和生理现象，包括吸烟的强烈欲望、难以控制的吸烟、坚持吸烟而不顾吸烟有害的后果、吸烟比其他活动更要紧、耐受性增加和有时身体处于躯体的戒断状况。从行为角度，可以把成瘾理解为：有强烈做某种行为的欲望；如果不做，则紧张焦虑逐渐增加；一旦完成此行为，则紧张、焦虑迅速、暂时得以解脱；过一段时间后，此行为欲望又反复出现；外部、内部刺激可条件反射性引起此欲望；成瘾者希望能控制此行为，但屡屡失败。

266. 吸烟多年，戒烟很难。有什么好的办法？

烟草成瘾（依赖）是一种慢性高复发性成瘾性疾病，有心理、社会、生理及环境多种因素的介入。戒烟是一个反复和长期的过程，多数吸烟者一般需反复戒烟多次才能戒烟成功。仅靠吸烟者个人意志戒烟的成功率为5%~7%。有医疗机构和医务人员的有效咨询和药物治疗帮助，戒烟的成功率可以提高2~3倍。

267. 什么是戒烟咨询?

大部分吸烟者在决定戒烟前需要经过很长时间的思考。虽然70%以上的吸烟者有戒烟愿望，但真正进入戒烟行动的比例并不高。吸烟者往往缺乏对戒烟过程、戒烟方法和戒断症状的了解，缺乏戒烟动机，很难克服烟草依赖造成的心理和生理影响。戒烟咨询属非药物治疗方法，是一种以患者为中心的访谈。医生给予的戒烟建议和短时间面对面的咨询指导，可以帮助吸烟者克服心理依赖及行为习惯，挖掘改变吸烟行为的内在愿望，激发改变吸烟习惯的动机，以彻底改变吸烟习惯，有效地帮助吸烟者成功戒烟。

268. 什么是戒烟戒断状态

戒断状态指停止使用药物（尼古丁）或减少使用剂量或使用拮抗剂占据受体后所出现的特殊的心理生理症状。尼古丁的戒断症状往往发生在戒烟后的几小时，在1周内达到高峰。表现为情绪问题（如易激怒、焦虑、抑郁等）、行为症状（如不安、睡眠障碍、食欲增加）、认知症状（如注意力不集中）、渴求等。尼古丁戒断症状的持续时间及强度因人而异。一部分很快持续下降，1 月余后症状消失。大部分戒烟者的戒断症状 1 周后开始缓慢下降，但 1 个月后仍然有中等强度的戒断症状。小部分不但没有下降，还会有不断上升的趋势，在 1 个月后达到高峰。

269. 目前有哪些可用于戒烟的药物治疗？

目前治疗烟草依赖已经有多种戒烟药物。国际上推荐使用的戒烟辅助药物中，一线药物有尼古丁替代疗法类产品（尼古丁咀嚼胶、尼古丁贴片、尼古丁吸入剂、尼古丁舌下含片），盐酸安非他酮和伐尼克兰。二线药物是在一线药物无效时，临床医生可考虑选用的药物，如可乐定和去甲替林。临床治疗烟草依赖的戒烟药均需要在医生的指导下使用。

附录：肿瘤患者谈抗癌

生命——在挫折和磨难中崛起

孙桂兰

生命和癌症纠缠

那是 1995 年 8 月，我在洗澡时发现右乳下有一肿块，医生让马上住院手术治疗。我清楚地记得，那天他从医生办公室出来，他的眼睛红红的，像是刚哭过的样子。我问他医生怎么说？我的爱人不回答，眼泪却哗哗地流下来。当时我就全明白了，担心、恐惧的结果被证实了。随后做了右乳全切手术，病理切片是髓样癌，腋下淋巴转移 7/8，属中晚期。髓样癌是由低分化瘤细胞组成的边界清晰的一种乳腺癌，是一种特殊类型的浸润性乳腺癌，这种癌症在所有乳腺癌中只占 5%~7%。医生说这种癌症的早期症状常不明显，很多患者就诊时肿块已较大。

得知这样的结果，犹如晴天霹雳，我轰的一下昏了过去。茶不思，饭不想，整天以泪洗面，不管做什么、想什么都和死联系在一起。由于此前不久，家里的两位老人因肺癌先后去世，我深知癌症的可怕，可怎么也没想到，我的生命会和"癌"纠缠在一起。委屈、绝望使我在病床上号啕大哭，感叹自己的不幸，一时恐惧、焦虑、悲观的情绪像一座大山压得我喘不过气来。

接下来的大剂量化疗让我苦不堪言，化疗产生的不良反应使我面目全非，满头的长发一根不剩，严重的呕吐使我水米不能进，身体极度虚弱，走路都需要人搀扶，白细胞也只有1000（$10×10^9/L$）多，打升白针都不管用。确定4个疗程的化疗，我连一个疗程也没坚持下来。当时情绪糟糕到了极点，我在想命运对我怎么这样的不公平，"我这么严格要求自己，怎么老天还不长眼，还让我得病。"我把自己包裹起来，谢绝了所有人的探望，不愿让人看到自己得病的样子，情绪极度低沉。从前，即使发烧也强撑精神抖擞，此时我依然不服输，这背后的隐语则是无视身体真实的反应。"病就像一个保护伞，使患者不去正视心理问题。看起来很坚强，实际上是用外在的壳把内心包得严严实实，不愿暴露脆弱的一面"。难道我的生命就此了结，就如此短暂？

但是，内心的真实感受还是会在独处时跳出来。早晨人们匆忙上班，我在窗前站着看着，体会到从未有过的力不从心。

在治疗的第一年里，我的身体垮了，化疗做不下去，白细胞到了1000的时候，血红蛋白只有七八克（70~80克/升）。当时心里有种生不如死的感觉，太难受了、太痛苦了，尤其是化疗，那种难受让我恨不得从楼上跳下去。

我只好住进广安门中医研究院。住院不久，也就是1996年7月，我的骶骨经常疼痛，经放射性核素扫描、X线及CT检查，确诊右乳腺癌骨转移，人生的不幸又一次降临到我的身上。当时医生们断言：我的生存期也就半年。生命真是危在旦夕。我的精神状态简直崩溃，我爱人40多岁的汉子也整日以泪洗面，似乎世界末日到了。

曾经，我习以为常女儿、妻子、母亲、同事、朋友各种身份，默默承受来自工作、生活的压力，从没想过有一天自己的名片会被病历替代，职务变为"病人"。面对人生的变故，精神即将崩溃的同时也激发了我求生的欲望，我反而安慰整日以泪洗面的丈夫要坚强、要坚持。想着丈夫一天到晚为自己着急、担忧而日渐消瘦的模样，看着儿子渴望母亲活下去的眼神，我下决心一定要活下去，一定要和癌症斗争到底。

但生命将走向何方？我并不清楚。转机发生在抗癌乐园，那个充满健康快乐的癌症病人的组织里。

走出阴霾，与癌共舞

来到抗癌乐园，这里和医院一样聚集着众多癌症患者，令我惊讶的是，很多患者比我还严重都活下来了！走出阴郁灰暗的自我世界，我看到得了癌症还能活得那么积极向上，那么豁达乐观。当时一下把我感染了！他们那种精神面貌、乐观的心态对我震动太大了！人家活得真轻松、真潇洒！我突然发现人还可以这样活。

触动之后，我开始回忆思考自己生病的前前后后，从前的我活得太累、太较劲，太计较得失。在单位，我卖力地工作，不长级心里不平衡，长到一级半才安心。有时候发烧了，到了单位就假装没生病，让人觉得我总是精神饱满。身体不舒服，也不能让大家看到我懒洋洋的样子。那时候的心态是不自然的发展。

抗癌乐园的老师们用自己的亲身经历、用集体与癌魔斗争的事迹、用癌友们一个个战胜癌症的事例，帮我走出了精神的低谷。乐园的领导还语重心长地对我说："要相信科学，接受现实，调整心态。每一个人得知自己患了很重的癌症，都会有悲伤、恐惧和绝望，但要尽快改变心态，振作起来，采用中西医结合的治疗方法，还有一点很重要，就是要刻苦练习抗癌健身法。郭林老师创编的抗癌健身法是被很多癌症患者采纳的最好的体能锻炼方法。把中医、西医和气功三者结合起来，大多数人都可以活，可以活得很好！"抗癌乐园老师们的真诚帮助和鼓励，癌友们乐观拼搏的精神都深深地震撼了我的心灵。

"40岁该有的竞争压力我没有了，孩子学习我不用操心了，提前享受退休生活，无忧无虑。我这么想把一切都放下了，开心了，自在了。"如果按照生病前的思维，我肯定体会不到这么美好的病后生活。

"40岁提前享受70岁人的待遇。"这是我对当时生活的概括。每天晚上9点左右睡觉，早上6点起来进公园练习抗癌健身法，12点回家先生已经把菜买好饭做好。下午3点再去公园，5点回家。我不再凄凄哀哀，而是静下心来将所有精力放在治病、吃药、练功上。在北京龙潭湖公园的双亭桥练功，桥下是碧波湖水，湖边柳树掩映，静心练功，我体会到从未有过的充实、开心。

整整5年，在北京龙潭湖公园的湖畔，我顽强刻苦地习练抗癌健身法，不论刮风下雨、酷暑严寒从不间断。记不清有多少个寒冷的早晨，厚厚的白雪覆盖着整个公园，我冒着刺骨的寒风，踏着厚厚的积雪，一步一个脚印的习练着，前进着，那雪上轻轻的脚印，就仿佛是我生命的足迹，永不停歇地前进。

至今，我已经和癌症抗争较量了 20 年。在这场斗争中，我过多地品尝了人生的酸甜苦辣，亲身体会到患了癌症后的恐惧和绝望，体会到克服和战胜癌魔的愉悦和欢快。在和癌症的抗争中，自己不但克服了癌症给自己带来的恐惧和痛苦，也使自己的思想感情得到了升华。

回馈社会，蝶变新生

在大家眼中，抗癌明星们是一群飞过荆棘的美丽蝴蝶，蝴蝶在穿过荆棘的途中，有的被困难吓退了，最终被疾病夺去了生命；有的成功穿过了荆棘，成为最美的蝴蝶，让癌细胞在他们的生命面前望而却步。

癌症在普通人眼中意味着死亡，但对于我则意味着重生。漫长的抗癌经历，让我深深地感到精神不倒的强大威力。生命总是在挫折和磨难中崛起，意志总是在残酷和无情中坚强。我要用自己的亲身体会和微薄之力回报社会，帮助在迷茫徘徊的癌友们克服心理障碍，树立与癌斗争的必胜的信心和勇气。

我探访病友，鼓励他们树立治下去的勇气，从容面对人生，要有良好心态。我常对癌友讲"精神不垮，阎王对你没办法；精神垮了，神仙也没有救你的好办法。"使他们学会了用笑脸迎对厄运，用勇气战胜不幸。有位癌友感动地把我称为"引上抗癌之路的启蒙老师"。如今北京抗癌乐园的癌友生存超过 5 年的已达 80%。

2000 年，我所在的龙潭湖公园来了一位名叫黑屹的病友，她患的是弥漫型非霍奇金淋巴癌，已全身扩散，骨骼从头到脚几十处受侵，双肾、双乳也受侵，万念俱灰，没有勇气活下去了！当时，我也为她着急，及时地安慰她，帮助她，用自己抗癌的亲身体会告诉她癌症≠死亡；用抗癌乐园病友的事例鼓励她走出精神上的低谷，帮她树立起和癌症斗争的勇气和力量，并多次去她家看望她。癌症患者之间的交流是坦诚的，是亲切的，有时比亲人和医生的力量还大。从此，她的情绪变了，走出医院，走进抗癌乐园，从容面对人生，学会了用笑脸迎接厄运，用勇气战胜不幸。自己康复了，还要帮助他人康复，这是我们抗癌乐园的一项基本要求。

通过20年和癌症抗争，我深切体会到"癌症≠死亡"这句名言不是标语口号，而是一种科学的态度和对癌症的认知。人，不论是什么人，得了病都会死的，因病死亡是自然规律，但是有一点，我们不能让病吓死。癌症是可怕的，但是得了癌症精神垮了更可怕。我认为癌症在治疗和康复过程中，最关键的一条就是要有健康的心理。患了癌症，恐惧、悲观、绝望是人之常情，但不能总在焦虑、恐惧中度过，要敢于面对现实，寻找最佳的抗癌方法。我们北京抗癌乐园所主张的"以健康的精神为统帅，以自我心理调节为先导，首选西医，结合中医，坚持抗癌健身法锻炼，讲究饮食疗法，注意生活调理"的抗癌模式，已成为当今人类战胜癌症的最佳选择。北京抗癌乐园所提倡的"自强不息，自娱自乐，自救互助"的三自精神，已经鼓舞海内外众多癌友找回欢乐、找回健康，成为一种永恒的力量。

坚持康复"五诀" 乐观拼搏抗癌

岳鹤群

我今年 80 岁，1993 年 12 月诊断为直肠癌，1994 年 1 月在广西医科大附院做了根治手术。术后至今一直坚持康复"五诀"，现身体很好。

正确对待，情绪乐观

我原是一名卫生管理干部（原市卫生局长），当得知身患癌症后，同样也产生过恐惧、紧张、焦虑、悲观的复杂心理，心神不定，寝食不安，抱怨自己带病工作辛苦一辈子，"文革"中又遭长期迫害，退休了应该享受幸福晚年的时候，灾难偏偏降到自己头上，觉得太不公平，整日猜测自己还能活多久，因为癌症毕竟是当今威胁人类健康和生命的第一杀手。后来一想，这样下去不是办法，应该面对现实，很快调整了心态，及时地从愁闷中解脱出来，相信现代医学是不断发展，人类在不久将来有可能战胜癌症，特别是当前癌症基因研究已取得重大进展，癌症已有机会获得治愈，目前也有不少战胜癌症的治疗方法，如手术、化疗、放疗、中西医结合治疗。现实生活中也有不少患者通过综合康复治疗病情稳定，生活充实，情绪乐观，坚持工作，他们是生活中真正的强者，有的已生存了一二十年。从我自己来说也具有一些有利条件，如退休后没有工作压力，医疗、家庭环境尚好，只要坚定信心，坚持抗癌的毅力与恒心，听从医生指导，情绪乐观，积极治疗，平衡饮食，适度运动，就一定能取得好的治疗效果，早日康复不是不可能的。

从此，我保持轻松的心境，精神愉快，心态平衡，豁达开朗，善于自乐。在家种植花草，入校学习诗词，外出旅游，访亲问友，陶冶情操，遇事不怒，知足常乐，从不与人比高低，使自己的免疫功能尽快得到正常发挥。1998~2000 年我还应聘参加地区行风建设评议工作，深入基层，调查研究，并获得优秀行风评议员的称号。实践使我认识到心理健康是身体健康的基础，良好的心理状态是抗癌康复的关键，而良好的心理是要靠自己的心灵深处的不断转化。

合理膳食，素食为主

有关资料显示，1/3 的癌症与饮食有关。过去我饮食不正常，爱吃腊味、腌菜和肉、甜食，不爱吃蔬菜，基本上是"三高一低"（高热量、高脂肪、高蛋白、低纤维素）的饮食结构，经常便秘，这是我后来患冠心病与直肠癌的主要原因之一。经医生指导，在老伴的具体操作下，采用中国科学院食品营养研究所"金字塔"的食物结构，即塔底主要是各种谷物，如面食、大米、玉米、小米、荞麦、红薯等，塔的中部是蔬菜水果，塔的上部是肉类、家禽、水产、蛋类、奶制品，塔尖是脂肪、食糖来配制饮食。

癌症术后康复期，根据医生意见，在上述基础上又做了一些具体调整，坚持早餐吃好（牛奶半斤、鸡蛋1个、面包或包子1~2个）；中晚餐适度（七八分饱），主食（以大米为主，粗细杂粮搭配）4~6两，肉类（猪、羊、牛、兔、瘦肉或鸡鸭或鱼虾）2~3两，蔬菜（随季节市场变化，红、黄、绿、白、黑搭配，如西红柿、胡萝卜、南瓜、卷心菜、西兰花、青菜、豆类、白萝卜、木耳、紫菜、菇类等）0.5~1斤，水果半斤左右，脂肪（以植物油为主，搭配少许动物油）少许。改变过去偏食习惯，也不忌口。但熏、烤、炸、腌、腊、过夜菜、霉变食品坚决不吃，因为这些食品均含有各种不同的致癌物质。为控制食糖基本不吃零食。每天饮水1000毫升以上。执行上述饮食结构，我不但能保持足够的营养，控制自身各种慢性病的发展，血液检查如甘油三酯、总胆固醇等4项以及血液流变学检查，基本属正常范围，而且能每天保持大便通畅，体重始终维持在60公斤左右，符合自己理想的体重。

适度运动，持之以恒

生命在于运动，锻炼可提高自身免疫功能，而且是容易取得效果且经济方便的方法。但如何根据实际情况选择符合自己的运动方式，我则经历了一番探索。17年来，我练过一些健身气功，爬山、散步、盘球、练中老年医疗保健操，均收到了一定效果。随着自己年龄的增长，对运动项目也做了一些调整，要求运动适度，不超负荷。早晨我坚持爬山，在山上做医疗保健操共约一个半小时，晚上沿江散步2公里，除暴风骤雨外，基本能坚持，睡前按摩脚底，上床做腹部按摩。

从运动中我深切体会到必须要有坚强的毅力和意志才能持之以恒，动作一定要规范到位才能收到良好效果。

　　平时我也较为注意生活规律，自我保健。按时作息，坚持午睡。上午适当阅读书报，下午参加一些文化娱乐活动，少去环境污染的场所，多去空气新鲜、环境幽雅、绿树成荫的地方。勤洗澡、勤更衣、勤剪指甲、勤开窗换气，预防感冒，吞咽唾液，适度饮绿茶。从不抽烟、不喝白酒。对"七情六欲"喜怒哀乐悲恐惊能自我控制，平静对待。

家庭关爱，组织关怀

　　我和老伴结婚56年，风雨同舟，休戚与共，坎坷一生。她为我辛劳一辈子，本想退休后共度一个幸福晚年，不料我患了直肠癌，使我们又一次经受了严峻的考验。我3次手术（其中1次是前列腺电切汽化手术并发大出血），除医护人员精心医治外，老伴则用她真挚的爱心，精心照顾，一次次伴随在我的床边，日夜守护在我的身旁，为我擦身，侍候大小便，想我所想，急我所急，以我痛而苦，以我乐而乐。在病房中，不但安排我听音乐、看电视，分散我的注意力，而且根据医嘱为我跑市场配制营养餐，甚至累得病倒也无一句怨言。儿子也日夜轮班守护。在整个治疗康复中，老伴始终是我坚强的精神支柱、得力的营养调剂师、至尊至圣的守护神。她安慰我、鼓励我，在我面前总是谈笑风生，讲知心话，帮我解除心理压力。经常翻阅书籍报刊、看电视，寻觅治疗康复信息，配制抗癌膳食，不因我患癌症增加家庭负担、消耗她的精力而感到烦恼而不快，而是更加宽容体贴和关心，使我真正体会到"疾风知劲草，患难见真情"的真实内涵。

在我手术和康复的过程中，市委、市政府、人大、政协的领导同志在百忙中前来探望，卫生局、医院的领导和医护人员给了我很大帮助和照顾。家庭的关爱，组织的关怀，亲朋的关心，子女的孝顺，我都受到莫大的鼓舞与安慰，"风雨人生路，处处有亲人"，使我更有信心和毅力与癌魔做斗争。

定期复查，预防复发

定期复查是综合治疗的继续，也是科学评价治疗效果的重要方法。因为癌症的治疗效果是用年生存率来评价的。我做根治手术3个月后开始复查，一年做三四次复查，检查项目包括血常规、肺部X线片、肝功能、血清癌胚抗原（CEA）定性定量、B超、（肝、胆、脾、肾、腹主动脉淋巴结）、纤维结肠镜。3年后每半年检查1次，5年后每年检查1次，坚持至今。每次检查结果基本正常，未发现转移复发。由于我白细胞偏低、体质差，从第二年起停止化疗，坚持服中药调养，采用活血化瘀、软坚散结、补气补血、扶正去邪等方法辨证施治和注射人胚胎素、干扰素，以增强免疫功能。同时在医生指导下，有针对性的服用一些保健品，如西洋参、红参、灵芝、蜂王浆冻干粉、冬虫夏草、蛋白质粉、天然B族维生素等。

总之，一定要遵照医嘱定期复查，不要嫌麻烦、怕痛苦或认为没有发觉症状而疏忽大意，这样很容易贻误治疗而遭不测，最后悔之晚矣。

由于我坚持上述康复做法，十几年来精神愉快，饮食正常，癌症得到基本康复，健康状况有了很大进步。2001 年 11 月，我参加市癌症康复协会，成为一名癌症康复工作志愿者，作为群体抗癌的一员，与癌友们聚会"话疗"，相互交流康复经验，心情舒畅，其乐无穷。2002 年 4 月原河池地区癌症康复协会授予我"抗癌勇士"光荣称号。我决心与全市癌友一道，为癌症康复事业献出自己的爱心。

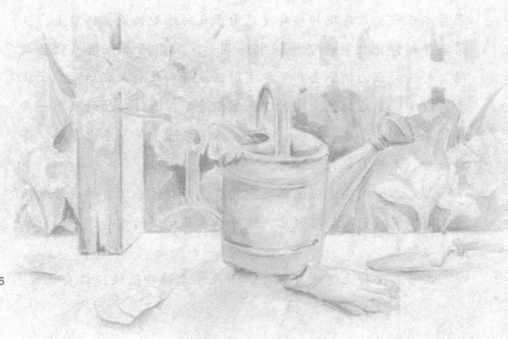

保持一个好心态

田守光

我们常说抗癌，与癌症做斗争。人得了癌症，就觉得走上了绝路，致使很多原本可以康复的患者，却因此走上了一条令人十分心痛的不归路，过早地离开了他们十分不愿意离开的亲人。

我今年66岁。32年前，我被诊断为喉癌。这些年的抗癌经历告诉我，癌症患者最重要的是保持一个好心态。

当时，我听说是喉癌的诊断，真的有如晴天霹雳。心一下就死了，或死了一大半，心死，精神就垮了。我在绝望与无助之下，做了全喉切除手术。全喉切除，就证明我今后再也不能说话了。我乱了方寸，紧张，害怕，不知以后的路怎么走。在短短的5个月里，我一共做了3次手术，绝望的我不知道自己还能活几天。在病区医护人员的开导下，我慢慢地冷静下来，根据自身情况，面对现实，积极治疗。

随着治疗效果越来越好，我的身体也慢慢地康复了，我从绝望、无助中又重新看到了光明，这使我又增加了活下去的勇气。在抗癌的这32年中，我总结出了以下几点：

1. 加强体能锻炼，进行有氧运动。调整好情绪，保持身心健康才能达到康复的目的。实践证明，癌症病人共同特点就是情绪低沉，思想压抑，从而削弱了免疫功能，对身体康复有很大影响。

2. 改变以前不好的生活习惯和饮食习惯。我常常问自己，在同样的环境下，别人不生病，我为什么患上重病？老天为什么对我这么不公平。后来我认真思考，这与我不良生活习惯也有很大关系。于是，我开始保持规律的生活，养成早睡早起的习惯，坚持适当的体育运动，做些力所能及的工作。饮食上，我本着过去爱吃的少吃些，多吃青菜、水果，不偏食，主食以杂粮为主。

3. 美满和谐家庭，也是战胜癌症的重要条件。我的妻子持家有道，后院平静、无事，我不受任何干扰，全身心投入治疗、康复，心情舒畅。平时自己也适当做些家务，既帮了妻子也锻炼了身体，增加了活下去的动力。可能是劫后重生的原因，现在我感觉自己是世界上最幸福的人。

在术后的康复期间，我参加了医院举办的无喉患者食管发音班，学会了用食管发音。能够重新开始说话，与人正常交流，这对我来讲是天大的事，这给了我重新回归社会的巨大的信心和勇气。

自此，我积极参加单位、社会组织的活动，帮助和我一样的病友，开导那些有不安情绪、恐惧心理的患者，进行沟通，清除顾虑，使他们相信"癌症不等于死亡"。鼓励癌友，珍惜生命，热爱生活，增强信心，战胜癌魔。重新回归社会。在这32年抗癌过程中，我有成功的经验，也有失败的教训。在此期间，我看到有不少癌症患者活下来，但更有很多的患者早早地离开了我们，永远地离开了我们。我苦苦阅读了很多有关方面的报章杂志，潜心学习了不少古今中外有关抗癌和养生方面的书籍，进行长时间深入细致的思索，用我所学到的知识去帮助别人。我还协助北京市、天津市、山西省、大连市、安徽省和浙江省等地医院办无喉患者食管发音班，使更多病友能重新讲话。

最后，我要谢谢为我治病的医务工作者，有了他们才有了我活下去的信念。我觉得有句话来形容他们再恰当不过了：爱在左，同情在右，走在生命路的两旁，随时播种，随时开花，将这一径长途点缀的花香弥漫，使得穿枝拂叶的人踏着荆棘不觉得痛苦，有泪可落却不觉悲凉。